MW01715275

POLLUTION ALIMENTAIRE ET CANCERS

Du même auteur

Centenaire, pourquoi pas (1979).
Pouvoir merveilleux des plantes, roches et métaux (1980).
Guide pratique des Médecines Naturelles (Maloine - 1980).
L'art de rester jeune (Ed Dangles - 1981).
A Arte de permanecer jovem (édition en Portugais - Editora Record Brésil - 1981).
L'arte di rimanere giovani (édition en Italien - Musumeci Editore Italie - 1982).
Les portes de la lumière (Ed L.D.B. - 1982).
Cancer, fatalité génétique (Ed L.D.B. - 1981).
Dossier noir des médicaments de synthèse (Editions Encre - 1989)

DR LOUIS DE BROUWER

POLLUTION ALIMENTAIRE ET CANCERS

ENCRE

L'AUTEUR

Né en 1923, Louis De Brouwer se trouve engagé à l'âge de 18 ans dans la seconde guerre mondiale jusqu'en 1946 (Résistance, Première Armée Française, Armée du Général Patton).

Louis De Brouwer souhaitait, depuis son enfance, accomplir des études de médecine et s'intéresser à la recherche en matière de biologie. Ce projet n'ayant pu se réaliser du fait de son engagement au service du pays, il se tourne à contrecoeur vers des études de Droit (Licencié en 1949) et fait carrière dans l'industrie jusqu'en 1965, date à laquelle il abandonne les affaires pour se retirer en solitaire sur le Causse Noir, aux confins des départements de la Lozère et de l'Aveyron. Il se consacre alors à sa vocation première et entreprend des études très poussées de médecine, biologie, chimie générale et physique, biologie moléculaire, etc...

Quittant la France pour le Canada Britannique, il obtient en 1978 un doctorat de médecine (United American Medical College -Oakville-Ontario). Il se rend très vite compte des lacunes et inconvénients qui caractérisent la médecine allopathique et, se tournant vers des thérapies moins agressives, il obtient un diplôme de Professeur en Homéopathie (National University-London & sheffield).

Docteur en Naturopathie de la North West London University et Conseiller en Hygiène vitale de l'Institut de la S.B. Anthony University -Missouri- U.S.A., Louis De Brouwer est membre professionnel de la Fédération Internationale de Naturopathie, Se consacrant à la recherche, il est l'auteur de plusieurs thèses et communications à différentes Académies étrangères, en particulier : **Cancer** (Académie des Sciences de Washington -U.S.A.- Août 1980), **Cancer** (Réal Académia de Médicina - Madrid- Janvier 1981). Une thèse intitulée : **Cancer : Fatalité Génétique** figure à la Bibliothèque Nationale de Médecine des U.S.A. et dans les bibliothèques universitaires des Académies des Sciences de France et de 18 nations étrangères.

PREFACE

Depuis plusieurs décennies déjà, le cancer constitue pour la science médicale le problème numéro 1. Cette maladie redoutable, insidieuse, est la cible préférentielle des services de recherche médicale qui ont consacré à cet effet des sommes énormes, au moins dans les pays occidentaux les plus avancés. Une telle politique se justifie dans la mesure où elle répond aux préoccupations majeures des populations concernées.

Il y a environ un demi-siècle, Maeterlinck, dans un de ses ouvrages, soulignait que de toutes les maladies qui affectent l'humanité, le cancer était la plus terrifiante, au point d'apparaître comme le symbole de la fatalité. Malheureusement, ce mal implacable est toujours aussi préoccupant, redouté, même parmi les privilégiés de la fortune pouvant bénéficier dans les meilleurs délais de toutes les ressources médicales possibles.

Il faut en effet se rendre à l'évidence : En dépit des crédits fantastiques consacrés à la lutte anti-cancéreuse depuis de nombreuses années, les résultats obtenus sont extrêmement médiocres, voire insignifiants. Il y a trois décennies environ, le centre de Villejuif pouvait se prévaloir d'une proportion de guérisons de l'ordre de 35%. A l'heure actuelle, il semble bien que la proportion de succès contre la maladie soit inférieure à 50%. Autrement dit, la montagne a accouché d'une souris en dépit de trente années d'efforts acharnés.

La cancérologie piétine depuis longtemps déjà, alors que dans d'autres domaines des progrès considérables en matière médicale ont été enregistrés. Encore faut-il souligner que ces données statistiques, relativement encourageantes si on les considère globale-

ment, cachent une réalité bien plus sombre. Il est probable, en effet, que dans l'évaluation du pourcentage précité, on a pris en considération les nombreux cancers de la peau que l'on parvient à guérir dans 98% des cas, étant donné leur caractère très localisé et les facilités d'accès qu'ils offrent aux thérapeutiques traditionnelles.

Si l'on éliminait ces cas de cancers très curables pour ne retenir que ceux qui frappent un organe interne (cerveau, foie, estomac, poumon) on se rendrait compte que le pourcentage de guérisons serait ridiculement faible, probablement en raison des difficultés de détection et d'accès. On sait très bien, en effet, que lorsqu'une tumeur cancéreuse commence à devenir douloureuse, autrement dit à se manifester, il est souvent trop tard. Quant au cancer généralisé, il est à peu près incurable. Il y a d'ailleurs lieu de noter que la science officielle ne guérit pas le cancer à proprement parler. La radiothérapie et la chimiothérapie sont des formes déguisées de chirurgie. De telles thérapeutiques ont pour effet d'isoler les cellules cancéreuses en les détruisant. Malheureusement l'amputation d'un membre gangrené ne peut être considérée comme une thérapeutique de la gangrène. On peut s'interroger sur les raisons de ces demi-échecs. Nous pensons qu'ils sont dûs à la nature même de ce mal qui ne ressemble à aucun autre et qui est déroutant pour l'homme de science, sans doute en raison de son étiologie extrêmement compliquée.

Le problème du cancer, en effet, est un problème de terrain avec tout ce que ce terme peut impliquer de complexité. Il en résulte qu'il faut faire appel à un ensemble de connaissances aussi vaste que possible, relevant de tous les secteurs de la biologie, de la physiologie, par conséquent à un vigoureux esprit de synthèse.

Certes, le cancer dans son aspect phénoménologique, consiste en un déséquilibre fonctionnel au niveau de la cellule, et c'est la raison pour laquelle, seuls les cytobiologistes peuvent nous expliquer comment il prend naissance et sous quelle forme, mais pour appréhender les causes lointaines variées de ce mal, il faut posséder une vision totalisante de la réalité biologique dont sont bien incapables les chercheurs modernes qui sont des ultra-spécialistes à oeillère, avec un champ de vision de plus en plus étroit. Nous pensons même que dans l'étude de l'étiologie du cancer, nous devons tenir compte non seulement des anomalies matérielles et palpables mais aussi des perturbations d'ordre énergétique qui échappent à toute détection d'ordre sensible même avec l'aide de l'appareillage le plus sophistiqué. En effet, nous pensons que l'ensemble des processus de croissance, de métabolisme et de régulation du corps humain aussi bien que de celui des animaux les plus évolués, est impulsé par un ensemble parfaitement structuré et intégré des forces de nature électromagnétique. Certains spiritualistes peuvent l'appeler «âme» tandis que les ésotériques l'appellent «corps éthérique» mais nous préférons le nommer agent organisateur, pour conserver un langage positiviste et scientifique.

La science officielle, devant un échec quasi-total et des difficultés de guérison encore considérables, se soucie de plus en plus de la prévention de la maladie et de son étiologie et commence à se préoccuper de la mise en place d'une politique de dépistage, grâce à un examen médical général de chaque cancéreux en puissance, tous les cinq ans.

Ceci nous amène à parler de l'état précancéreux. Ce dernier, qui n'a que les apparences de la normalité ou de la santé, peut être considéré comme un équilibre instable qui peut être rompu par un stimulus un peu exceptionnel exogène ou endogène : par exemple un coup ou un grave ennui. Le cancer prend alors naissance. Le même stimulus n'aurait aucun effet sur un organisme parfaitement sain.

Tout est question de terrain, étant entendu que ce terme recouvre une réalité psychologique autant que physiologique. Il faudrait réexaminer ce problème avec une perspective mentale toute différente, notamment en remplaçant l'esprit d'analyse excessif ou la spécialisation outrancière de plus en plus poussée, par l'esprit de synthèse le plus large qui soit et en procédant en particulier à une vaste synthèse méthodologique.

Dans une telle perspective, nous pensons que Louis De Brouwer est particulièrement avantagé et nous semble tout à fait apte à résoudre le problème majeur qui nous préoccupe : ***définir en toute clarté la nature de la maladie précitée et la démythifier par la mise au point d'une thérapeutique adéquate.*** *Ce biologiste-écrivain imbu des principes et des règles élémentaires qui gouvernent le monde vivant, qui s'est intéressé à toutes les formes de médecine malgré sa formation allopathique, est l'auteur de plusieurs ouvrages sur la santé, la diététique, la phyto-aromathérapie, la lithothérapie, l'organothérapie, etc... Tout au long de son existence, il est demeuré obsédé par les problèmes posés par certaines* *maladies, notamment par le cancer auquel son père et sa mère succombèrent il y a quelques années.*

Rejetant les oeillères des tenants de la science officielle institutionnelle, Louis De Brouwer s'est intéressé également à diverses thérapeutiques marginales. Ce dilettante a cultivé son violon d'Ingres avec passion au point de jouer un rôle important au sein de plusieurs associations médicales et paramédicales nationales et internationales. Par sa formation médicale classique, Louis De Brouwer est un cyto-biologiste compétent en même temps qu'un biochimiste et un physiologiste, mais aussi un chercheur particulièrement au courant des dernières découvertes en matière de cancérologie. A d'incontestables connaissances scientifiques «stricto sensu», il a su joindre la connaissance empirique traditionnelle beaucoup moins inepte que ses détracteurs ne l'affirment. Nous pensons donc qu'il possède toutes les qualités requises pour vaincre le terrible mal qu'est le cancer.

Le présent ouvrage, qu'il nous a demandé de bien vouloir préfacer, ce dont nous avons été honoré, n'est pas un simple travail de vulgarisation mais également une oeuvre scientifique s'adressant aux spécialistes de la cytobiologie et de la biochimie.

En chercheur d'une parfaite honnêteté intellectuelle, cet auteur a tenu à se conformer à la rigueur scientifique la plus stricte, de manière à donner à l'ensemble de son oeuvre une ossature solide, ce qui confère à ses travaux une autorité que ne lui démentiront pas les chercheurs scientifiques orthodoxes les plus intransigeants.

Il est encore trop tôt, bien entendu, pour dire si Louis de Brouwer pourra affirmer sa maîtrise totale sur le cancer. En attendant, ainsi qu'il l'exprimait récemment, cet éminent chercheur est animé de la farouche volonté de voir apparaître le moins de cancers possible en informant le public des moyens de prévention. Si les gens étaient informés et respectaient certaines règles alimentaires et autres, on verrait la mortalité par cancers diminuer de manière spectaculaire au cours des prochaines décennies, me confiait-il dernièrement. Il est préférable de prévenir plutôt que de guérir et cette prévention coûterait infiniment moins cher à la communauté toute entière.

Ce que nous pouvons dire avec force c'est qu'il a tout mis en oeuvre pour jeter sur cette terrifiante maladie toute la lumière possible et nous répétons qu'il est particulièrement bien armé pour parvenir à ses fins.

Aux esprits sectaires qui seraient tentés de critiquer son approche du problème cancéreux, nous répondrons qu'il exista de tous temps des franc-tireurs de la science dont certains furent des génies. Le plus célèbre d'entre eux étant Albert Einstein.

L'esprit souffle où il veut.

Si, comme nous l'espérons fermement, le présent travail de l'auteur de cet ouvrage permet la prévention du cancer et la mise au point d'une thérapeutique particulièrement efficace, Louis De Brouwer aura bien mérité de l'humanité.

Michel RIMET
Docteur ès Sciences

CANCER ET ALIMENTATION

INTRODUCTION

Cinq millions de cas nouveaux de cancer se déclarent chaque année dans le monde.

Si l'on prend comme base de calcul un taux moyen de survie de 3 ans, le nombre total des cas serait de l'ordre de 15 millions. Or, ce chiffre est inexact et bien supérieur, en réalité, car il n'est pas tenu compte des cas non déclarés dans les pays sous-développés, et en outre, nombre de personnes meurent avant qu'un cancer ne soit décelé. Sur 1000 autopsies d'adultes, près de 400 révèlent un cancer.

Les statistiques établies par l'Organisation Mondiale de la Santé (O.M.S.) montrent qu'en 20 ans, de 1960 à 1980, il y a eu une augmentation de la cancérisation de l'ordre de 30%. A chaque minute qui s'écoule, 1 européen 1/2 meurt, victime du cancer.

En France, en 1978, malgré le dépistage précoce et les progrès des thérapeutiques, on pouvait évaluer à 185 le nombre des décès pour 100.000 habitants. Ce chiffre est passé à 220 en 1983, à 240 en 1985, à 265 en 1988. L'âge des malades atteints par le cancer baisse un peu plus chaque année, ce qui est très grave. Il n'est plus rare de voir des enfants de moins de treize ans porteurs de cancers spécifiques des adultes il y a encore quelques années. Ces enfants ne sont plus seulement leucémiques : une carcinogénèse étendue se manifeste désormais sans qu'il soit possible d'en déceler clairement les causes.

Des pays comme les Pays-Bas, le Canada, la Grande-Bretagne, le Danemark, la Suisse, la Belgique, la France détiennent le triste privilège d'avoir le taux de cancérisation le plus élevé: 240 à 270 pour 100.000 habitants. Si l'on prend en compte l'accroissement de la population mondiale prévisible dans les 10 prochaines années, nous parviendrons au chiffre de près de 100 millions de cancéreux sur la planète. sur ces 100 millions, 70 millions mourront, non guéris. Cette situation présente et à venir n'est plus tolérable.

La grande peur du siècle

Pourquoi la peur étreint-elle les individus au seul prononcé du mot cancer ? Tout simplement parce qu'ils ne sont pas informés, même surtout dans le cas où ils sont devenus cancéreux et également parce que les individus en plus ou moins bonne santé refusent généralement toute information dans la crainte de devoir subir des examens qui leur révèleraient peut-être qu'ils sont cancéreux.

Tout être a peur instinctivement de ce qu'il ne connaît pas. Le cancer apparaît d'autant plus redoutable qu'il survient d'une manière sournoise sans que le malade en ait conscience, et une fois révélé, après avoir été «couvé» en quelque sorte par l'organisme, il prospère et renaît d'une façon inexorable.

Malgré les immenses progrès réalisés depuis quelques années pour juguler cette maladie, ceux qui en sont les victimes ainsi que les cancérologues savent pertinemment qu'ils ne disposent pas d'armes suffisantes pour la vaincre avec un succès total. Certes, il existe la chirurgie, les rayons, l'immunothérapie, la chimiothérapie, utilisée seules ou conjointes, mais elles ne semblent pas suffire et tout le monde le sait. De là, une terreur panique à l'énoncé du mot cancer. Tant que l'on ne connaîtra pas la ou les causes du processus cancéreux, il en sera ainsi.

Il en était de même jadis face aux épidémies et pandémies considérées comme des malédictions envoyées par le ciel, tant que l'existence des microbes et virus n'avait pas été mise en évidence ; tant que le processus de prolifération de ces infiniments petits n'avait pas été démontré et expliqué. Le jour où chacun fut informé qu'il n'y avait rien de mystérieux dans ces manifestations pathologiques, ces dernières ne furent plus regardées comme une terrible punition à l'égard des humains, prononcée par des «dieux courroucés et vengeurs». Le sentiment de culpabilité qu'engendraient ces fléaux, sentiment renforcé d'ailleurs par les différentes religions au cours des siècles, disparut comme par enchantement.

Pour l'ensemble de l'humanité, le cancer garde encore son mystère, hélas. Mystère entretenu par bien des praticiens alors même que la recherche actuelle cerne de mieux en mieux les causes vraisemblables de son apparition dans l'organisme.

Toute maladie possède un caractère de gravité relatif. Les lésions organiques peuvent être traitées par différentes thérapeutiques dont la chirurgie. Le mal ne semble jamais conduire à une issue fatale comme le cancer et chaque malade peut s'accommoder d'une atteinte irréversible certes, mais non mortelle.

Dans le cas du cancer, il en est tout autrement et chacun de nous associe cancer à fatalité et mort à plus ou moins longue échéance. C'est contre cette idée de fatalité et de mort qu'il y a lieu de réagir : le cancer traité à temps ne mène pas forcément au cimetière. Il faut changer d'attitude à tous les niveaux vis-à-vis de ce qui n'est en réalité qu'une maladie comme les autres, mais à traiter différemment. ***Enfin et surtout, il faut s'attacher, outre le dépistage précoce, à prévenir cette maladie par tous les moyens.***

Qui est responsable ?

Il est maintenant bien établi que certaines substances chimiques sont cancérogènes, et cependant, personne, à aucun niveau n'en réglemente la consommation et l'usage : chaque être humain absorbe régulièrement tous les jours la dose capable de déclencher le processus malin, par manque d'information ou par négligence. Il existe là une situation paradoxale et aberrante. ***Qui en est responsable ? Tout le monde*** : Dirigeants politiques et économiques, industriels, corps médical, laboratoires pharmaceutiques, consommateurs. ***Pourquoi ? Pour des raisons de profit.***

Le cancer fait vivre plus de gens qu'il n'en tue, pourrait-on dire en paraphrasant Auguste Lumière qui parlait ainsi de la tuberculose au temps où elle était un fléau. Il faut savoir qu'un cancéreux fait vivre environ 800 personnes entre les personnels de jour, de nuit, de relève, les fabricants de scanners, de bombes au cobalt, les personnels médicaux spécialisés, cancérologues, équipes chirurgicales, radiothérapeutes, laboratoires. Le traitement d'un seul cancéreux en 1986 coûtait 16 millions d'anciens francs par an à la Sécurité Sociale et par conséquent aux contribuables.

Une bombe au cobalt achetée 500 millions d'anciens francs est amortie en 16 mois. Quant à l'Etat, et c'est atroce à exprimer, il est gagnant sur tous les tableaux car le cancer tue sûrement nombres de personnes âgées qui ne produisent plus assez ou sont à sa charge, et qui, de toutes manières, ne consomment guère.

Enfin, le monde du cancer représente un «système». Système duquel il n'est pas concevable de sortir sans risques pour sa réputation et son avenir professionnel, lorsqu'on est un «grand» ou petit patron cancérologue. Chacun a pu le constater : aucun cancérologue n'est jamais convié à faire des conférences publiques ou télévisées faisant état des dangers que font courir aux populations des régimes alimentaires trop riches en viandes, en sucre, en graisses saturées, et certains facteurs de la pollution atmosphérique -aérosols qui se déposent sur les terres et dans les mers. Rien n'est jamais dit à propos des radios et microondes, des médicaments et immuno-suppresseurs, des stress sociaux et politiques.

Le corps médical semble voué au silence alors même que sa mission est d'informer. Les pouvoirs publics ont établi une fois pour toutes que les attaques devaient porter sur le tabac et l'alcool, hauts facteurs de risque. Tous les autres doivent être passés sous silence de peur d'engendrer une faillite économique et politique sans précédent. Faut-il rappeler les difficultés des éleveurs de veaux lorsque fut soulevée l'affaire du veau aux hormones ? Celles des ostréiculteurs quand il fut prouvé que les huîtres étaient contaminées par certains parasites nocifs pour l'homme, pouvant entraîner des hépatites virales ?

Si les pouvoirs publics le voulaient vraiment, face à un risque de dépopulation aussi grand que celui que provoque le cancer -plus de 220 000 décès par an, en France-, un certain nombre de règles à observer pour prévenir cette maladie pourrait être édicté.

Un manuel de prévention

Pourquoi, par exemple, ont-ils réglementé la vitesse des véhicules automobiles ? Obligé les conducteurs à mettre leur ceinture de sécurité de jour comme de nuit, en ville comme sur route ? Fixé un taux très bas d'alcool dans le sang des automobilistes ? etc... Alors que les décès par accident de la route sont infimes par rapport aux décès dûs au cancer ?

A l'évidence, il semble qu'un manuel de prévention du cancer devrait être remis à chaque citoyen. Cela est possible et souhaitable. Est-ce réalisable ? Le ministère de la Santé devrait citer dans ce manuel toutes les substances chimiques reconnues cancérogènes ou présumées telles ; produire, après enquêtes systématiques, la liste détaillée de tous les produits alimentaires ou autre cancérogènes. Il en existe beaucoup : liquides et solides contenant des colorants, des conservateurs, certaines enzymes, des hormones. Egalement, mettre le public en garde contre la prise et l'abus de fort nombreux médicaments de synthèse. Le manuel précité devrait traiter du danger que font courir à leurs enfants les femmes qui fument avant et durant la grossesse, des facteurs de risque qu'entraîne l'usage des oestro-progestatifs.

Constamment tenu à jour, ce manuel signalerait à chaque citoyen les dangers de la pollution constatée dans les mers, lacs et rivières. Certaines plages extrêmement fréquentées et polluées au plus haut degré seraient citées et interdites. Il produirait également les taux contrôlés de pollution atmosphérique dans les grandes villes de façon à ce que les citadins prennent pleinement conscience des dangers qu'ils encourent en y demeurant. Cette publication favoriserait, à n'en pas douter, un retour vers les campagnes.

Hélas ! ce manuel ne paraîtra sans doute jamais. Si, par quelque miracle, un gouvernement se sentant concerné au premier chef par la santé de ses citoyens, faisait éditer et distribuer semblable manuel, un tel bouleversement, une telle panique s'ensuivraient dans la population que l'on pourrait prétendre ensuite à juste titre que ce gouvernement a voulu détruire l'économie du pays, créant de la sorte une grave crise au niveau de la plupart de ses industries essentielles. Des milliers d'entreprises prospères disparaîtraient en peu de temps, en particulier les industries agro-alimentaires, chimiques, des entreprises agricoles et d'élevage, touristiques et autres.

L'Etat ne tarderait pas à faire banqueroute.

C'est pourquoi il est à prévoir qu'aucun Etat ne prendra le risque calculé de mettre en jeu son équilibre économique et, par extension, politique, pour préserver la santé de quelques centaines de milliers d'individus. Je dis bien quelques centaines de milliers, car si l'on estime le nombre de décès annuels en 1987 à 220.000 environ, le nombre de personnes atteintes par le cancer dépasse largement 600.000.

L'Etat fait étalage de son impuissance à résoudre la majorité des problèmes qui se posent à lui, d'une manière générale, dans tous les domaines. C'est bien connu. Celui concernant la recherche à propos du cancer n'échappe pas à la règle commune. Cette impuissance se double d'ailleurs de négligence et de malhonnêteté. Nous pouvons le constater dans la mesure où il est procédé à des quêtes sur la voie publique pour aider à cette recherche, alors que les crédits affectés à la Défense Nationale sont mirobolants en regard de ceux dispensés aux chercheurs qui souhaitent vaincre éventuellement le cancer. Il n'existe aucune commune mesure.

On trompe le public

A ce propos, sait-on où en est la recherche en France et dans le monde ? Des sommes astronomiques ont été dépensées par les Etats et par les ligues contre le cancer aidées par la générosité publique, en pure perte. Il serait malhonnête de prétendre le contraire et de donner de faux espoirs à tous ceux qui sont victimes du cancer.

Toutes les thérapeutiques utilisées présentement ne constituent que des pis-aller. Il est faux de prétendre, ainsi que le font certains cancérologues, que l'on guérit 50% de cancers. Il s'agit là d'une contre-vérité utilisée à des fins publicitaires pour mieux récolter des fonds pour la lutte contre le cancer. Or, ce qui est grave, c'est que ce genre d'affirmation mensongère est fait à la télévision et touche donc un maximum de personnes qui ne demandent qu'à y croire.

Depuis quelques années, la chimiothérapie a pris un essor considérable et c'est tant mieux, mais ce que le public ignore c'est que la chimiothérapie qui peut faire merveille dans certains cas, constitue une arme redoutable entre les mains de certains cancérologues et tue autant de personnes qu'elle n'en sauve ! La responsabilité de ces cancérologues n'est pas totale. Les laboratoires, par contre, qui ont mis au point certaines spécialités soutenues par une publicité très bien faite, devraient encourir plus qu'une simple réprobation.

Certains cancérologues font penser à un directeur d'arsenal libre de disposer de missiles, de fusées ou de bombes nucléaires, pour tuer des mouches. La meilleure preuve de ce que j'avance est constituée par le film utilisé par la Ligue Française contre le cancer ou l'on voit des images réalisées par ordinateur représentant des cellules cancéreuses fictives soumises à une attaque en règle de missiles tout aussi fictifs. L'on croirait assister à un jeu vidéo d'une parfaite débilité. C'est de la sorte que l'on trompe et conditionne le téléspectateur (Spot Télé de mars 1984). Prenant leur rêve pour des réalités et afin d'impressionner au maximum le grand public, ceux qui ont conçu ce spot télévisé qui doit d'ailleurs coûter fort cher, ont montré des missiles faisant exploser la cellule cancéreuse. Hélas ! Sur le plan thérapeutique, on n'en est pas à ce stade du bombardement d'une tumeur et les rayons ou substances chimiques utilisés actuellement détruisent aussi bien les cellules normales que les cellules provenant de la carcinogénèse. Il existe d'autre part un «ostracisme» *a priori* de la part des milieux scientifiques et de leurs représentants axés sur la recherche proprement dite.

Tout apport nouveau qui ne correspond pas aux thèses classiques et dogmatiques de la médecine institutionnelle et de la biologie est considéré comme suspect et écarté ; que cet apport provienne de membres du corps médical ou non. Ainsi que me l'écrivait le 24 mars 1983 le Professeur WALLON, physiologiste à l'U.E.R. de Sciences d'Orléans :

«Vous n'êtes pas sans savoir que la spécialisation est actuellement très poussée dans tous les domaines, aussi bien du point de vue nature et orientation de la recherche que du point de vue technique. Et la technique elle-même évolue très rapidement.

Il y a même une sorte de snobisme à mettre en oeuvre les techniques de pointe les plus coûteuses, et un travail ingénieux, réalisé avec des méthodes simples, parce que ne nécessitant pas de techniques sophistiquées, aboutissant cependant à des résultats intéressants, ne sera pas apprécié à sa juste valeur.

Dans le même ordre d'idées, un travail, qu'il soit manuscrit, publié dans un grand quotidien ou dans une revue spécialisée devrait être pris en compte pour ce qu'il vaut par les spécialistes. Or, ceux-ci se retranchent toujours derrière l'avis d'un comité de lecture dont ils font souvent partie d'ailleurs.

Il est regrettable que les chercheurs français soient incapables de juger leur propre activité, mais c'est ainsi. L'évolution actuelle des diplômes est d'ailleurs telle que la rédaction et la soutenance d'une thèse s'efface devant les publications. Beaucoup de patrons ne consentent à s'intéresser à une thèse que si elle correspond à 2 ou 3 publications dans des revues sérieuses».

Voilà l'opinion du Professeur Wallon. Quant à moi, je puis certifier qu'il est absolument impossible pour un chercheur sans notoriété de publier quoi que ce soit dans des revues scientifiques françaises ou étrangères. Faut-il souligner que ces revues scientifiques sont pratiquement inexistantes en France !

Un professeur, cancérologue en renom, à Paris, auquel j'avais soumis une thèse sur le cancer réalisée par mes soins, aux fins d'appréciation, et qui, peu conventionnel, souhaitait m'aider à la soutenir à l'Université de Tours, m'écrivait le 19 Septembre 1983 :

«Je crains véritablement que cela ne nous prenne des mois et des années avant de mettre en oeuvre la filière dont je vous avais parlé. J'ai tenté quelques timides approches et je me suis fait rabrouer, pour ne pas dire plus. J'en suis tout à fait désolé».

Or, cette thèse avait été communiquée en Août 1980 à l'Académie des Sciences des Etats-Unis, à Washington, et j'avais reçu en Décembre 1980, une lettre de félicitations du National Research Council.

L'Université de Tours m'eût accueilli pour la soutenance si cette thèse avait été parrainée par le professeur précité. Je ne puis tenir rigueur à ce professeur de ne pas avoir consenti à parrainer mon travail. S'il l'avait fait, tous ses confrères de haut niveau n'auraient pas manqué de lui reprocher son «laxisme». Car on en est là... Le monde de la cancérologie apparaît ainsi comme un «univers réservé». Pour soutenir ma thèse, je fus dans l'obligation de m'expatrier durant plusieurs années, découvrant avec bonheur que dans certains pays le parrainage passe-droit n'est pas érigé en institution et que seul compte l'homme et ce qu'il est capable d'apporter à la communauté scientifique en dehors de toute règle d'école.

Enfin, il y a lieu de souligner l'attitude pour le moins surprenante des médecins cancérologues à l'égard des malades, dans les hôpitaux. Cette attitude relativement fréquente va à l'encontre de l'image de marque de la médecine, accusée alors de ne pas faire preuve de l'information souhaitable. La médecine est alors considérée comme «déshumanisée». En effet, fort souvent, le cancéreux qui demande à être informé de son état de santé et du traitement appliqué est «rabroué» par les médecins responsables des soins. Le malade et également sa famille ignorent généralement de quelle manière on le soigne. Tout est secret, dissimulé. Et cela les patients et leurs proches ne l'admettent pas.

Il existe pourtant une charte promulguée par le ministère de la Santé en 1974 qui garantit au patient le droit d'être informé du traitement appliqué. Cette charte prévoit également que le malade peut exiger que l'hôpital donne connaissance de son dossier à tout médecin qu'il aura lui-même désigné. Il peut également demander les photocopies des radiographies effectuées durant son séjour à l'hôpital. En outre, tout malade a le droit de refuser les traitements ressortant d'expérimentations cliniques violant son intimité ou pouvant présenter un danger. De même, il paraît sage et avisé de prendre l'avis de plusieurs médecins lorsqu'on propose au malade un traitement anticancéreux ou une intervention chirurgicale. Si les avis de ces médecins sont différents, le code de déontologie médicale dans son article 55 a prévu ce cas : il suffit de demander l'appel en consultation d'une autre médecin.

En juin 1979, l'ordre des médecins rappelait dans son nouveau code de déontologie que le médecin est à la fois «au service de l'individu et de la santé publique». L'humanisation de la médecine est ressentie comme une nécessité urgente. Tout cela est bien, mais la plupart du temps, le malade n'est absolument pas au courant de la charte de 1974 ou du code de déontologie médicale. Il se contente de subir ce qu'on lui impose sans discussion. Cela est particulièrement vrai chez les personnes âgées ou appartenant à des couches sociales peu évoluées. En résumé : le manque d'information aussi bien sur la maladie elle-même que sur les traitements est très grand, pour ne pas dire total.

A ce propos, je souhaiterais procéder à une mise en garde auprès des lecteurs à qui l'on fait croire à des miracles accomplis par la chirurgie dans le domaine des greffes d'organes. Si, effectivement, les greffes sont réussies, qu'en est-il ensuite ? En ce qui concerne la greffe rénale, en particulier, on voit apparaître de plus en plus, chez les sujets jeunes et non prédisposés, des cancers qui sont le plus souvent des lymphomes mais qui peuvent être aussi des épithéliomas cutanés, dans la moitié des cas. Cette pathologie nouvelle se produit maintenant que les sujets, ayant subi une greffe rénale et ayant survécu pendant plusieurs années, sont de plus en plus nombreux. Le risque de survenue de cancers chez ces sujets ne représente pas une coïncidence.

A l'occasion d'un cas de cancer de la langue, les Drs Lee et Gisser soulignent que les tumeurs malignes se développent chez ces sujets sans doute à cause de la thérapeutique immuno-suppressive qui leur est constamment appliquée. C'est le lymphome qui tient la tête de ces tumeurs atteignant au long des années 35 fois le risque moyen et pour sa variété à cellules réticulaires 350 fois le risque moyen. L'agent immuno-suppresseur le plus fréquemment utilisé est l'*Azathioprine* qui provoque des anomalies chromosomiques dans les cultures de lymphocytes. De telles anomalies sont constatées dans la moelle osseuse de 70% des malades traités par cette drogue.

D'autre part, et cela on le sait depuis longtemps mais on n'en parle que depuis peu, la pratique intempestive des rayons X a favorisé l'apparition des cancers. L'Organisation Mondiale de la Santé (O.M.S.) a communiqué de nombreuses informations à ce sujet depuis 1972. Mais combien de patients ont payé de leur santé ou de leur vie les nombreux examens radiographiques subis alors que n'existaient pas les scanners et appareils à résonance magnétique ?

Le dépistage précoce tant vanté et préconisé par les plus hautes instances est pratiquement irréalisable. Il y a quelques années, la radiographie systématique des seins de toute une population à risque provoquait, en fait, plus de cancers qu'elle n'en dépistait ! Les conseils donnés dans certaines revues des ligues anti-cancer semblent ne constituer que des voeux pieux, sans lendemain. A titre d'exemple, on peut lire : «Si une personne s'aperçoit d'un saignement et trouve du sang dans les selles ou éprouve des modifications du transit intestinal (diarrhée - alternance de diarrhée et de constipation), elle devrait immédiatement aller consulter. On peut se poser la question de savoir qui «courra» sans délai faire pratiquer des examens coûteux, longs et pénibles, à ce premier symptôme. De toute manière, si le diagnostic est positif, le cancer est déjà là depuis de nombreuses années avec toutes les lourdes conséquences à envisager. Si le diagnostic se révèle négatif, quelle personne aura l'envie et le courage à la prochaine alerte de subir à nouveau tous ces examens ?

Le grand public manque généralement d'informations. Voilà pourquoi j'ai décidé de prendre le parti des malades et de ceux susceptibles de le devenir. Il est de mon devoir de les mettre en garde contre certains faits et gestes accomplis par certains membres du corps médical. Nul n'est à l'abri de la maladie cancéreuse et il ne sert à rien de fermer les yeux pour ne pas se rendre compte que le cancer est UNE REALITE QUOTIDIENNE qui frappe nos parents, amis, relations, voisins à chaque heure qui s'écoule.

Prendre le parti de la prévention, par tous les moyens constitue la mesure la plus raisonnable, la plus intelligente, la plus économique pour chacun de nous et la collectivité à laquelle nous appartenons.

Cette prévention est possible.

Mais pour l'envisager et l'adopter il est nécessaire que chacun de nous tente de comprendre ce qu'est le cancer, quelle est sa nature, quel est le processus de prolifération, quelles sont ses causes réelles ou présumées.

Pour la majorité des malades, gènes, acides nucléiques, chromosomes, hormones, enzymes, etc... constituent des mots et des noms énigmatiques. S'ils sont nettement définis, alors, chacun pourra comprendre quel est le processus de la cancérisation. Certes, le fait de comprendre le processus n'amène pas la guérison mais il favorise une mise en condition permettant de lutter plus efficacement contre la maladie : on réagit toujours mieux face à un ennemi connu dont on sait ou devine la stratégie. S'il profère des menaces précises, il est loisible d'y parer. Un ennemi inconnu constitue un mortel danger. Le cancer est demeuré cet implacable adversaire jusqu'à ces dernières années. Aujourd'hui, le génie génétique a fait de tels progrès en l'espace de dix ans, que l'on peut affirmer qu'il a réussi à mettre en évidence la stratégie qu'utilise le cancer pour envahir un organe ou le sang.

Le cancer fait partie de la condition animale, végétale et humaine.

Tout animal, tout végétal, tout être humain peut développer un cancer à un moment ou à un autre de son existence. Il suffit pour cela d'une simple modification de l'environnement extérieur ou intérieur.

Nul n'est à l'abri sauf s'il sait s'en protéger.

Sachant cela, à l'évidence, ne serez-vous pas d'accord avec moi pour admettre qu'il vaut mieux **prévenir** le cancer plutôt que d'avoir à le traiter et guérir en supportant bien des angoisses et parfois des souffrances inutiles ?

Prévenir, c'est agir et détourner la maladie.

Prévenir, c'est adopter une attitude positive de bon sens en tentant d'écarter la maladie par un effort personnel constant. Si, au contraire, celle-ci apparaît, pour *guérir*, il y a lieu de faire appel aux thérapeutes. Cet appel vous place dans un état de dépendance et de contraintes de toutes sortes : *vous devenez un «assisté»*, une *charge* pour l'ensemble de la société.

Un homme informé, conscient des risques qu'il peut éviter acquiert une quiétude d'esprit qui le prédispose au bonheur. L'homme heureux ne fait pas de cancer.

CHAPITRE I

LA MALADIE CANCEREUSE

La définition du mot maladie est : altération dans la santé, dans l'équilibre des êtres vivants.

En ce sens, le cancer est une maladie : dans le cas d'une tumeur maligne, il se produit une altération de la santé telle que l'issue normale est la mort à court ou moyen terme. Mais ce que l'on doit dire et souligner c'est que les processus d'apparition et de développement de la maladie cancéreuse ne correspondent pas à ceux observables dans la plupart des maladies organiques. *En d'autres termes, les causes déclenchantes confèrent au processus malin une spécificité redoutable et mystérieuse qui tient en échec la recherche et les thérapeutiques présentement en cours.*

Nombre de maladies se caractérisent par une perte de substance organique ou par une lésion, par l'irruption dans les tissus d'agents exogènes tels que les microbes et virus, par une accumulation de produits fabriqués ou non par l'organisme, lesquels troublent ou surchargent un ou plusieurs organes, par une dégénérescence des éléments constitutifs des tissus, par un affaiblissement ou une modification du métabolisme cellulaire, par la formation de complexes immuns d'auto-anticorps circulants. Toutes ces affections engendrées par les facteurs précités, si elles sont convenablement traitées par certains médicaments judicieusement choisis, ne demeurent pas irréversibles, peuvent souvent être améliorées ou guéries et n'entraînent pas la fin prématurée du malade.

Evidemment, les causes réelles ou présumées de ces affections étant connues, il est donc relativement facile de faire en sorte qu'on les empêche de se manifester (prévention) ou qu'on y remédie par des produits naturels ou de synthèse capables empiriquement ou cliniquement de mettre un terme au processus de développement de la maladie. Il n'en est malheureusement pas de même dans les cas de cancer car, malgré d'incessantes et coûteuses recherches qui mobilisent l'élite du monde médical, *on ne connaît toujours pas les causes véritables du processus malin*.

Certes, l'on sait que de nombreuses substances chimiques sont cancérogènes ou mutagènes ou les deux. On a mis en évidence des virus chez les animaux. Il est notoire que certaines radiations peuvent induire une tumeur maligne. Mais ce que l'on ignore c'est : «Comment cela se passe-t-il ? Comment une cellule normale devient-elle cancéreuse ?» C'est en cela que le cancer *constitue une maladie à part* et semble ne pas correspondre à la définition classique de la maladie.

Kystes et Naevi

Ainsi par exemple, dans le cas d'un adénome ou tumeur bénigne due à la prolifération d'un épithélium glandulaire normal ; dans le cas de kystes d'origine embryonnaire ou de kystes tératoïdes ; dans le cas de naevi ou loupes, on n'utilise pas à proprement parler le terme de maladie pour en rendre compte.

Il s'agit là d'une *prolifération anormale de cellules normales* mais cette prolifération qui s'étend généralement sur une longue période de temps n'engendre pas forcément la malignité. En fait, la nuance est mince, car les cellules normales sont amenées à se multiplier de telle façon que l'on peut avancer à juste titre qu'elles échappent au contrôle de régulation. Or, il en est de même dans le cas du cancer. Très souvent d'ailleurs, avec le temps, ces kystes et naevi se transforment en tumeurs malignes. *Il semble donc exister une potentialité d'induction de tumeurs malignes de la part des cellules ayant commencé à proliférer d'une manière non maligne*.

Cette constatation nous amène tout naturellement à voir dans le cancer une origine embryonnaire ou, si l'on préfère, à considérer que tout organisme vivant et particulièrement celui des vertébrés peut développer à un moment ou à un autre, au cours des différentes phases de croissance ou de vieillissement, des *structures additionnelles normalement réprimées* au niveau de la cellule originelle qui contient tout le matériel génétique. Le cancer apparaît de la sorte comme le résultat d'une modification de l'ordre établi dans *le mécanisme de division et de différenciation des cellules*.

Cela établi, le cancer n'apparaît plus comme une maladie mais comme un trouble extrêmement grave et pernicieux résultant de la modification temporaire de l'ordre naturel des choses établi à un certain stade de l'évolution des organismes, qu'ils soient végétaux, animaux ou humains. Le cancer, dans le cadre de cette hypothèse, n'est alors ni plus ni moins que *l'aboutissement normal d'un dérèglement du contrôle cellulaire* (établi à un moment précis de l'évolution en fonction d'un certain «environnement») et par conséquent *un retour à l'expression d'une vie cellulaire antérieure à l'établissement du système de répression qui gouverne actuellement les organismes*.

C'est pourquoi, je pense que l'on peut parler à juste titre *d'une fatalité génétique* inhérente à tout organisme vivant. La cellule devenue cancéreuse n'est pas malade : elle a simplement changé de métabolisme, revenant à l'expression d'une forme de vie primitive antérieure à un certain stade de l'évolution.

Quelques généralités pour comprendre

Qu'est-ce que le cancer ?

On regroupe sous le mot de cancer toutes les tumeurs malignes. Cancer vient du mot grec karkinos : au sens littéral, crabe ou homard, du fait que la tumeur diffuse dans le tissu environnant.

Il y a lieu de distinguer les *tumeurs bénignes* et les *tumeurs malignes*.

Dans les tumeurs bénignes, il y a croissance excessive mais localisée et d'un développement peu rapide. Le tissu reste normal, les cellules conservent les mêmes caractéristiques qu'avant l'apparition de la tumeur. Il se produit simplement une augmentation anormale du nombre total des cellules.

La tumeur bénigne bien localisée peut provoquer une pression sur un autre organe ou tissu. C'est le cas, par exemple, des tumeurs musculaires de la paroi de l'utérus ou des tumeurs des tissus graisseux formant des petits nodules sous la peau : fibromes-adénomes.

On peut définir le cancer : *processus pathologique se développant à partir d'un tissu de l'organisme et qui est caractérisé par sa tendance à envahir, détruire et se disperser, créant ainsi des foyers secondaires qui représentent les mêmes caractères que le processus initial (métastases).*

Normalement, la cellule se reproduit par division dite indirecte, selon un plan précis et constant. Dans le cancer, le processus de division cellulaire, nommé mitose, apparaît perturbé.

Dans le cas de tumeurs malignes, les cellules sont gravement atteintes. La composition des tissus est altérée et il se produit une croissance extrêmement rapide de ceux-ci.

A l'examen, la cellule présente des *anomalies* au niveau du cytoplasme et du noyau qui est augmenté de volume. L'amas cellulaire constituant la tumeur se développe d'une manière anarchique, *semblant échapper à tout contrôle.* Ce processus cellulaire anarchique se propage de proche en proche autour de lui. Les cellules cancéreuses devenues anarchiques sont drainées par la circulation lymphatique, entraînant des adénopathies, affections chroniques des ganglions lymphatiques qui, par le sang, induisent des métastases. C'est la raison pour laquelle les chirurgiens qui procèdent à l'ablation d'un sein, en cas de tumeur maligne déjà évoluée, pratiquent également l'ablation des ganglions lymphatiques de l'aisselle correspondante au côté opéré, afin d'éviter une propagation aux autres tissus par le jeu du système lymphatique.

Causes connues

On a mis en évidence à l'origine du cancer des causes physiques : **exposition prolongée à une radiation**. Il est fréquent de voir apparaître des cancers dans des tissus tels que : prostate, os, moelle épinière, qui ont été soumis à de trop fortes doses de rayons X. La radiologie, si elle est pratiquée de manière intempestive, n'est pas sans danger.

De même, certaines formes de **rayons lumineux** peuvent provoquer un cancer, en particulier les **rayons ultra-violets** à la limite du spectre.

La radio-activité a provoqué de nombreux cas de leucémie ou cancer du sang parmi les survivants japonais à la suite des bombardements atomiques de la seconde guerre mondiale. Egalement, parmi le personnel travaillant dans des centrales nucléaires où ont pu se produire divers incidents de manipulation et accidents.

Il existe un véritable maquis des normes et des mesures : *Rads - Curies - Becquerels - Sieverts - Röntgen - Rems - Gray*. En fait, l'unité de rayonnement reçu est le *Röntgen* (R ou r) ou *Rem* (Röntgen équivalent man), égal à la quantité de radiation absorbée sous forme de rayonnements ionisants par les tissus humains.

Les quantités de rayonnement reçues par les gonades ou glandes reproductrices des rayonnements naturels, exprimées en R par an, sont les suivantes :

Venant du rayonnement cosmique : 0,028 R
Venant des roches et du sol : 0,043 R
Venant du *Radon* (gaz) : 0,001 R

Les conséquences d'une exposition accidentelle sont les suivantes :

50.000 R : mort immédiate de tous les tissus.

10.000 à 20.000 R : mort en quelques heures des lésions subies par le cerveau.

1.000 à 2.000 R : mort en 3 à 6 jours des anomalies intestinales.

600 à 1.000 R : mort des dommages subis par la moelle osseuse.

400 R : 50% de mortalité.

150 R : 50% de malaises.

25 R : premiers effets décelables sur le sang.

L'on constate que les doses reçues entre 1.000 R et 400 R provoquent soit des maladies mortelles comme le syndrome de la moelle osseuse et le syndrome gastro-intestinal, soit des cancers qui se révèlent entre 5 et 20 ans.

Certains produits **chimiques** sont à l'origine du cancer. Il est clairement établi qu'un grand nombre de corps chimiques sont cancérogènes. On avait remarqué depuis fort longtemps que les ramoneurs étaient plus souvent atteints d'un cancer de la peau (scrotum) et l'on a mis en cause les dérivés du goudron de houille, responsables de cette forme de cancer. Il est d'ailleurs possible de provoquer des cancers de la peau chez certains animaux en recouvrant certaines parties du corps par des goudrons. Plus d'un millier de substances chimiques cancérogènes ou soupçonnées de l'être ont été recensées à ce jour.

Certains virus ont été mis en évidence dans la genèse de cancers chez les animaux.

Une production hormonale inconsidérée affectant des organes-cibles peut provoquer des cancers chez l'homme.

La cellule vivante

Le corps humain est constitué par l'assemblage d'un nombre extraordinaire d'unités élémentaires, les cellules, dont le chiffre est de cent millions de milliards environ. Ces milliards de cellules présentent de nombreux caractères communs mais diffèrent les unes des autres par l'origine, la forme, la taille et la fonction. Chez les organismes supérieurs tels que l'homme, les cellules se distinguent les unes des autres par une fonction déterminée, liée à des caractères morphologiques structuraux et physiologiques particuliers. La diversification est due à une spécialisation, une différenciation des cellules qui s'est produite au cours du développement de l'embryon.

A l'intérieur de la cellule se trouvent : *le noyau* contenant *les chromosomes, les mitochondries, l'appareil de golgi, les ribosomes, le réticulum endoplasmique, les lysosomes, des microfilaments, les centrioles, le centrosome, les vacuoles*. Le ***noyau*** est entouré d'une membrane dite ***nucléaire.*** La ***cellule*** comporte une membrane dite membrane ***cellulaire***. L'***intérieur*** de la cellule est constitué par le ***cytoplasme***.

Le ***noyau*** de chaque cellule renferme une spirale d'acide désoxyribonucléïque ou A.D.N. Cette spirale est composée de fines molécules en rubans sur lesquelles est enregistré le code de vie à la manière dont la musique est enregistrée sur une bande magnétique.

L'A.D.N. est le dictateur de la cellule, réglant la marche de tous les autres corps chimiques à l'intérieur de celle-ci. L'A.D.N. gouverne grâce à un admirable réseau de *messagers* qui façonnent et régissent la structure de la cellule.

Ces *messagers* nommés *acides ribonucléiques* ou A.R.N. ressemblent à l'A.D.N. et se comportent de la même façon mais peuvent, eux, quitter le noyau.

LA CELLULE

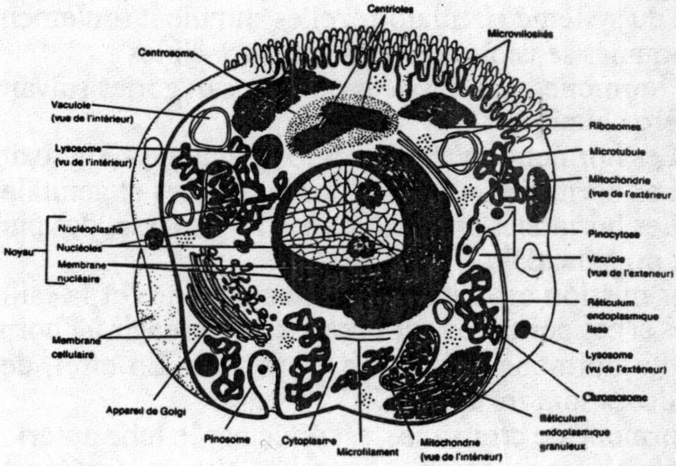

Cellule animale généralisée basée sur des études effectuées au microscope électronique

L'A.D.N. qui gouverne et l'A.R.N. qui transmet les ordres ont leurs rubans étroitement enroulés ensemble, puis, à une vitesse électronique, l'A.D.N. imprime un fragment de son code sur l'A.R.N. et celui-ci s'élance pour transmettre les ordres aux enzymes.

Les hormones

Ce sont des produits organiques formés dans différents organes ou groupes cellulaires. Elles sont produites par les glandes endocrines ou glandes à sécrétion interne. Véritables messagers capables d'atteindre tous les tissus de l'organisme par le réseau du système circulatoire, elles stimulent seulement certains organes sensibles nommés organes-cibles.

Les hormones sont divisées en trois catégories suivant leur caractère chimique :

1 - Les hormones *phénoliques* : Adrénaline - Thyroxine.

2 - Les hormones *stéroïdes*, surrénaliennes et génitales.

3 - Les hormones *protéiques*, de l' Hypophyse, des parathyroïdes, du pancréas.

Leur mission est d'influencer la croissance et la taille des cellules si ces dernières ont la capacité de réagir à l'hormone. L'activité hormonale doit être équilibrée. En effet, de trop fortes doses sont toxiques.

L'hormone de croissance, sécrétée par le lobe antérieur de l'hypophyse a ceci de particulier est qu'elle est sécrétée durant toute la vie d'un individu, bien que la croissance soit terminée en principe au moment de la puberté. Elle continue de stimuler le développement cellulaire et la production d'anti-corps. Il y a donc lieu de considérer qu'elle peut jouer un rôle important dans le processus cancéreux : le fait que l'ablation de l'hypophyse chez les souris empêche l'apparition de tumeurs malignes tend à prouver que l'hormone de croissance possède bien un rôle déterminant dans la prolifération des cellules cancéreuses.

Les Chromosomes

Un chromosome est constitué principalement par un acide nucléique enroulé en spirale : l'A.D.N. Les protéines sont également des constituants importants des chromosomes. Elles se présentent sous forme d'une hélice comme les chromo-

QUEL RAPPORT Y A-T-IL ENTRE LE NOYAU DE LA CELLULE, LES CHROMOSOMES ET LES GENES ?

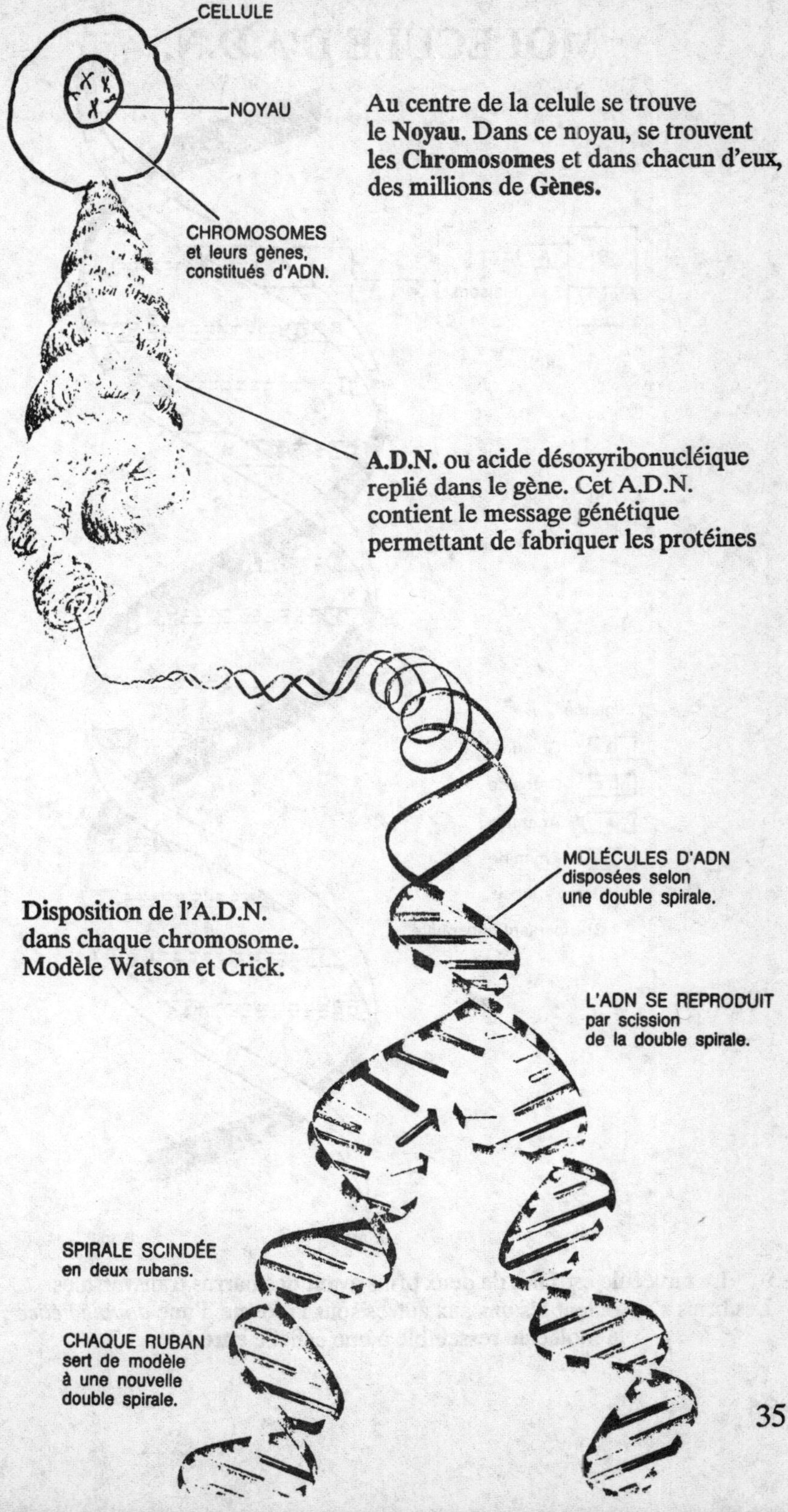

Au centre de la celule se trouve le **Noyau**. Dans ce noyau, se trouvent les **Chromosomes** et dans chacun d'eux, des millions de **Gènes.**

A.D.N. ou acide désoxyribonucléique replié dans le gène. Cet A.D.N. contient le message génétique permettant de fabriquer les protéines

Disposition de l'A.D.N. dans chaque chromosome. Modèle Watson et Crick.

MOLECULE D'A.D.N.

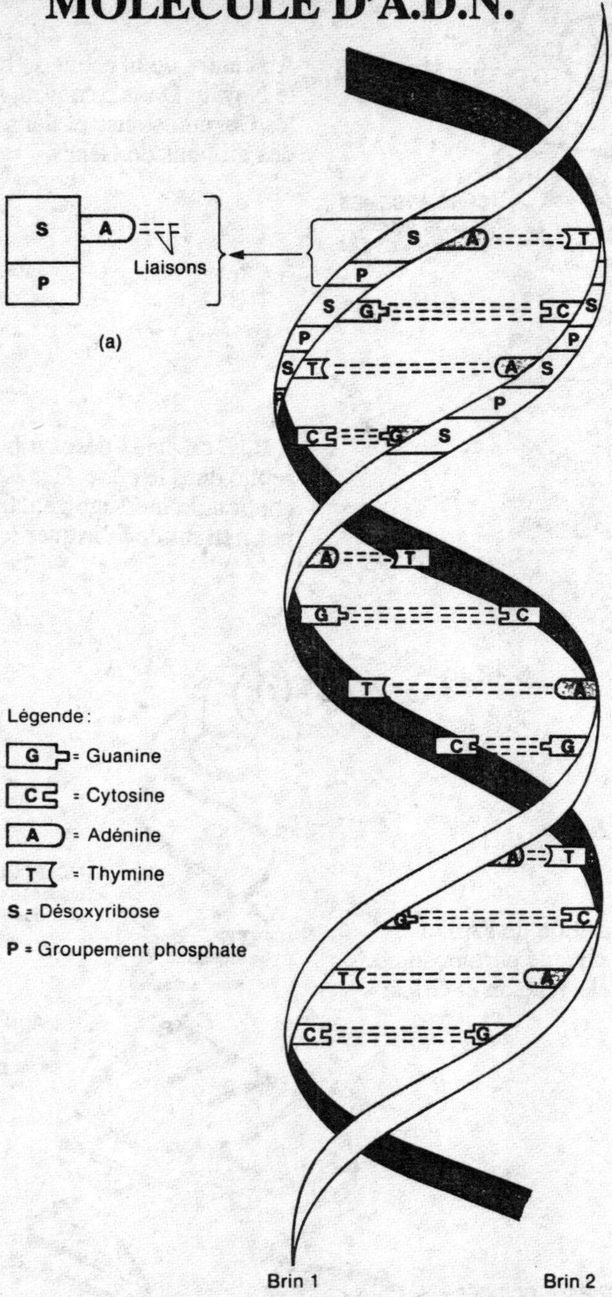

La molécule est faite de deux brins ayant des barres transversales.
Les brins s'enroulent les uns aux autres sous la forme d'une *double hélice* ;
la molécule ressemble à une échelle enroulée.

somes. Les molécules de protéines ou GENES s'enroulent autour d'un acide nucléique. Celui-ci est composé de deux chaînes en double hélice.

Chez les virus et bactéries dépourvus de noyau, l'appareil génétique, le chromosome est réduit à une molécule unique d'A.D.N. ou d'A.R.N. qui régit les caractères biochimiques de l'espèce.

Les Enzymes

Les enzymes sont des catalyseurs biologiques, c'est-à-dire des substances capables d'activer des réactions chimiques dans les organismes vivants. Elles provoquent des accélérations considérables pouvant aller comme facteur de vitesse de 100 à 100.000 millions. Une enzyme donnée ne peut catalyser qu'un seul type de réaction chimique : elle est *spécifique*.

L'équipement enzymatique d'une cellule constitue un caractère spécifique de cette cellule. On a pu constater que les cellules sanguines, nerveuses, ou hépatiques n'ont pas la même constitution enzymatique. Si l'on procède à une analyse biologique du sang au cours de certaines maladies, l'on peut constater que le contenu enzymatique d'un organe peut être modifié. Cette constatation a permis de diagnostiquer nombre de maladies affectant des organes tels que le foie, le pancréas, le coeur, à partir du taux sanguin des enzymes spécifiques des organes en question.

De nombreuses tumeurs malignes sont à l'origine de l'élévation de la concentration sanguine de certaines enzymes, en particulier de celle qui transforme le glucose en acide lactique. Il est important de signaler que l'activité enzymatique dépend du pH, c'est-à-dire du degré d'acidité du milieu dans lequel se déroule la réaction et également de la température. La vitesse de réaction double, si par exemple, la température augmente de 10°C. L'activité optimale est obtenue pour toutes les enzymes à 37°, c'est-à-dire à la température du corps. S'il se produit une variation du pH, les variations enzymatiques seront troublées : inhibées ou activées. Il se produira alors fatalement un déséquilibre au niveau cellulaire, expliquant bon nombre de maladies et, sans doute, le cancer.

Il ressort de différentes expériences que les activateurs des enzymes sont des ions métalliques divalents tels que le *magné-*

sium, le *manganèse*, le *zinc*. Le magnésium se trouve normalement dans l'organisme et est indispensable au fonctionnement cellulaire. Il joue un grand rôle dans le métabolisme des glucides et des protides. Il entre aussi en jeu dans la régulation de l'excitabilité neuro-musculaire, au même titre que le calcium. Il est prouvé que le magnésium, abondant dans l'organisme de l'adolescent et de l'adulte, diminue considérablement chez le vieillard. Il y a relation entre la diminution du magnésium et la sénilité.

Le magnésium est un des éléments constitutifs avec l'acide *pantothénique* ou *vitamine B5* d'une substance complexe de nature enzymatique, dit *coenzyme*. Cette dernière intervient dans la formation, l'entretien et le fonctionnement des tissus. Elle protège notamment les muqueuses contre les infections.

Le manganèse et ses sels : sulfate, carbonate, bioxyde, est également un activateur des enzymes. Avec ses sels il forme des poussières par suite du broyage des minerais, par les alliages à haute température dans la sidérurgie. Ces poussières demeurent en état de suspension dans l'atmosphère et sont inhalées non seulement par les ouvriers mais par tout une population aux alentours des usines de traitement et à plusieurs dizaines de kilomètres. En outre, le *manganèse* se rencontre dans les céramiques, dans les piles sèches, dans de nombreux détersifs. L'absorption, même minime, de ces sels provoque des troubles nerveux par atteinte des noyaux gris centraux et de la moelle. Activateur, il modifie donc la vitesse des réactions et par voie de conséquence, le terrain. De trop fortes quantités peuvent ainsi engendrer un *dérèglement enzymatique*.

Il en est de même pour le *zinc* et ses sels utilisés en pharmacie, pour la peinture et la photographie. Le *plomb* et le *mercure* sont, par contre, des *inhibiteurs* pour les enzymes. Or leur utilisation est intensive.

Dans notre société hautement industrialisée, l'individu est au contact permanent du *plomb* et de ses dérivés par l'achat du journal quotidien, par l'air qu'il inhale dans la rue ou dans son appartement dont les peintures sont à base de sels de plomb. Ce qui prouve bien son rôle d'inhibiteur c'est que pour arrêter le processus cancéreux, on l'a utilisé avec succès par des injections intraveineuses sous forme de plomb colloïdal.

Le mercure et ses sels sont utilisés dans la chapellerie, la pelleterie, la fabrication d'accumulateurs, d'explosifs, l'étamage des glaces, la fabrication de certains produits pharmaceutiques. Inhibiteur des enzymes, son absorption massive ou prolongée à petites doses provoque : anémie-albuminurie-hypotension-oedèmes-stomatites et des troubles psychiques graves.

Ce qu'il faut faire remarquer c'est qu'il y a seulement un siècle, peu de métaux ou de produits chimiques étaient utilisés à une échelle industrielle intensive. La pollution par ces produits était pratiquement inexistante.

CE QUI EST PROUVE ET CE QUI NE L'EST PAS

Variation géographique du cancer

En cette fin du XXème siècle, toutes les maladies sont en recul sauf les cancers et en particulier le cancer du poumon et du sein. Pourquoi ? La réponse n'est pas très compliquée à donner mais personne ne veut le faire d'une manière formelle à l'échelon scientifique officiel de peur d'engager la responsabilité des gouvernements. Seules quelques voix se font entendre parfois dans le désert de notre civilisation industrielle, trop peu nombreuses, hélas, pour pouvoir modifier d'une quelconque façon le genre de vie, les habitudes alimentaires et autres, prises par les citoyens-citadins que nous sommes. Tout se passe comme si, résignés, nous attendions la maladie et souvent une mort avant-terme, confortablement installés dans un fauteuil, devant notre écran de télévision.

Ainsi, l'homme creuse sa tombe avec ses dents mais il la façonne également par le choix qu'il fait de son mode de vie, de son environnement et l'acceptation de contraintes et agressions de toutes sortes, spécifiques de notre société de consommation.

Les taux de cancer varient suivant que les différents pays considérés sont hautement industrialisés, peu industrialisés ou en voie de développement. C'est naturellement dans les pays en voie de développement que les cancers sont rares. Les pays industrialisés et hautement industrialisés, dits civilisés, qui présentent des taux très élevés, le doivent à leurs techniques performantes en matière d'agriculture par l'utilisation d'engrais, à leur régime alimentaire aberrant prôné par une publicité mensongère réalisée par les trusts agro-alimentaires et à différents facteurs de moindre importance concernant le mode de vie des individus.

Le monde dit civilisé marche sur la tête. On peut affirmer que, pour des raisons de profit, la destruction de l'espèce humaine est en marche. Si l'on ne revient pas a une agriculture biologique très rapidement le XXIème siècle ne sera pas...

Le cancer a ses lieux de prédilection suivant le sexe des individus. Ainsi, chez la femme, ce sont les organes génitaux, utérus en particulier, les seins, l'appareil digestif, les poumons, la peau, qui sont fréquemment touchés. Chez l'homme, les cancers les plus répandus sont ceux de l'appareil digestif, des poumons, de la peau, de la prostate. Certaines statistiques font apparaître que le cancer de la peau est fréquent chez les gens qui travaillent en plein air.

Il y a peu de cancers de poumon chez les non-fumeurs.

Les femmes célibataires sont davantage sujettes au cancer du sein et à celui de l'utérus, mais semblent épargnées par celui du corps de l'utérus ou col de l'utérus fréquent chez les femmes mariées. Cependant, en Israël, le cancer du col de l'utérus est pratiquement inconnu. Pourquoi ?

En Ecosse, dans une ville comme Glasgow, le cancer des voies respiratoires est de 83% supérieur à la moyenne britannique et à Hattlepool, ville industrielle, de 225%. Au Japon et en Egypte, le cancer mammaire est peu fréquent. Cette situation tient sans doute au fait que dans ces pays, les enfants étant nourris au sein, ce dernier remplit parfaitement et naturellement son rôle fonctionnel. Faute d'activité, le sein qui subit toujours une stimulation hormonale importante risque d'être cancérisé. Une confirmation de ce qui précède peut être trouvée dans le fait, par exemple, que les Iraniennes pauvres qui nourrissent leurs enfants au sein, ont moins de cancers du sein que les Iraniennes riches : 11% chez les pauvres ; 27% chez les riches.

En France, en ce qui concerne les cancers de l'oesophage et de l'estomac, on peut considérer que leur distribution est pratiquement superposable à la carte de l'alcoolisme.

Il existe une variation géographique du cancer. Ainsi, en Afrique, l'on rencontre plus particulièrement le cancer du foie, au Japon, le cancer de l'estomac, en Chine, le cancer de la gorge et celui de la bouche, en Australie, le cancer de la peau.

Géographiquement, la France présente une ligne tr
de démarcation : les régions les plus touchées sont le Nord, Paris et la région parisienne, l'Ouest, l'Est, le Centre, le Midi-Est. Seuls, dans le Midi, deux départements semblent plus spécialement touchés : les Bouches-du-Rhône et le Var. Il y a une explication probable dans la mesure où ces départements sont à forte concentration de personnes âgées retraitées qui viennent s'y retirer. Par contre, des départements comme l'Aveyron et l'Ariège présentent moins de 100 décès pour 100.000 habitants. Pourquoi ?

Si l'on examine une carte du monde, on peut constater à l'évidence, les lieux de prédilection du cancer. *Il existe une coupure très marquée entre les pays hautement industrialisés et à fort degré de civilisation et les autres*. D'autre part, à chiffre égal, il y a plus de cancers dans les villes que dans les campagnes.

Le cancer augmente de fréquence dans tous les pays.

En France, de 80 décès pour 100.000 habitants en 1910, ce taux a atteint 178 en 1948, soit une augmentation de 116%. En 1981, l'on dénombre plus de 200 décès pour 100.000 habitants. Cela, malgré une identification plus précoce et les progrès de la chirurgie et des traitements.

En réalité, ce chiffre est beaucoup plus élevé, car de nombreuses personnes atteintes de cancers non dépistés, meurent d'autres maladies avant que les tumeurs malignes soient officiellement reconnues. Tout terrain précancéreux détermine un affaiblissement de l'organisme ouvrant la porte à de nombreuses maladies infectieuses qui peuvent emporter le malade à tout moment sans qu'il sache nécessairement qu'il est atteint d'une tumeur maligne.

L'organe le plus atteint par le cancer est l'estomac. Il semble que la tumeur comme l'ulcère se produise en cas de perturbation neuro-psychique. Comme l'ulcère, le cancer se produit dans l'estomac au niveau de la muqueuse. Cette dernière est corrodée par l'acide gastrique et l'enzyme protéolytique. Dans l'estomac, il y a également production d'hormones : gastrine et sécrétine, sécrétées par des glandes situées dans la partie pylorique. Or, les ulcères et les cancers de l'estomac sont situés, la plupart du temps, au niveau du pylore. Les systèmes nerveux sympathique et para-sympathique semblent jouer un grand rôle dans le processus d'apparition de ces deux affections.

CHAPITRE II

CAUSES SECRETES ET CAUSES CACHEES

Régulation hormonale par le complexe Hypothalamus - Hypophyse - Surrénales

Le rôle de l'hypophyse :

Il est clairement établi que des variations hormonales importantes provoquent le cancer. Il y a cancer d'une manière directe partout où se produit une sécrétion hormonale intensive par suite d'une trop grande activité glandulaire (utérus-estomac, par exemple). Le sein, constitué par des grappes de glandes, est très fréquemment atteint par le cancer.

Le coordinateur central, l'émetteur de la production hormonale est l'hypophyse, glande endocrine de la taille d'un pois, située dans une cavité à la base du crâne, la selle turcique, en arrière du chiasma optique. Cette minuscule glande qui pèse ½ gramme environ peut être comparée à un chef d'orchestre dirigeant le comportement glandulaire de chaque individu. Du moins, c'est ce que l'on a cru très longtemps avant que ne soit mise en évidence une relation étroite entre cette glande et l'hypothalamus. L'hypophyse règle la sécrétion de toutes les glandes de l'organisme suivant les besoins de ce dernier, mais il existe un rétro-contrôle effectué par les hormones sexuelles.

Le système *hypophyse-glande surrénale* joue un rôle important sur le comportement adaptatif de l'homme et des animaux, lorsque des changements d'environnement et des modifications apparaissent à l'intérieur du corps. Ce système est stimulé par une atteinte quelconque de l'organisme et également par des circonstances psychologiques telles que l'anxiété, le stress, le bruit et certains pesticides...

L'hypophyse prend ses ordres de l'hypothalamus par les voies nerveuses. Elle constitue avec ce dernier un complexe neuro-endocrinien.

L'organisme s'accommode plus ou moins bien durant une période plus ou moins longue à un déséquilibre de la production hormonale provoqué par des agressions répétées. Cela dure jusqu'au jour où le système glandulaire trop molesté commencera à ne plus réagir d'une façon orthodoxe. Le déséquilibre hormonal provoquera une modification de terrain soit à l'intérieur même des glandes, soit autour et le processus de différentes maladies se mettra en branle. Evidemment, il ressort de ces considérations, dans le cas où l'on met en cause un déséquilibre hormonal, que l'on n'a étudié, en définitive, que le processus physico-chimique : il n'apparaît qu'une relation physico-chimique entre l'activité hormonale et les tumeurs malignes. Or, il ne faut pas oublier que les ordres incitant l'hypophyse à libérer la ***cortico-stimuline*** proviennent de l'hypothalamus qui se trouve en liaison avec elle par les fibres nerveuses.

Il apparaît alors indispensable de considérer que l'hypothalamus présente des connexions nerveuses avec le cerveau supérieur et que c'est certainement par ces voies qu'interviennent les influences psychiques sur la régulation hormonale. En conséquence, il est loisible de songer que des influences psychiques interviennent au point de provoquer une anarchie hormonale inductrice de cancers.

L'activité électrique du cerveau

A partir de l'instant où, pour une raison quelconque, l'activité électrique du cerveau est modifiée, alors qu'elle est réglée au niveau des neurones, on peut envisager tous les déséquilibres possibles. Si les neurones reçoivent des incitations ne correspondant pas aux schémas spécifiques d'activité électrique du cerveau, ils impriment au système neuro-endocrinien des réactions erronées. Ensuite se produit la réaction en chaîne aboutissant à la maladie et, pourquoi pas au cancer.

L'inhibition des neuro-transmetteurs chimiques ou leur modification pour quelque cause que ce soit et en particulier par l'absorption de colorants chimiques se rencontrant dans l'alimentation peut entraîner non seulement un changement de comportement, ce qui semble logique, mais également un déséquilibre électrique qui induit à son tour un dysfonctionnement hormonal et par voie de conséquence un trouble de la mécanique cellulaire. Des expériences réalisées par deux médecins canadiens, M. Swanson et M. Kinsbourne sur des enfants, apportent la preuve d'une modification du comportement de ceux-ci si le régime alimentaire comporte des colorants courants et en particulier le rouge n° 3.

Toute carence ou surcharge en médiateurs chimiques au niveau cérébral doit provoquer inévitablement une modification électrolytique et par conséquent hormonale. La preuve est que les mécanismes immunitaires dépendent de l'humeur ainsi que viennent de le démontrer trois psychiatres américains : Marvin Stein, Paul C. Schiavi et Maria Camerino (Science et Vie n° 705 - juin 1976 - page 78). Il faut entendre par là que le stress provoqué par des facteurs sociologiques ou purement psychologiques entraîne un dysfonctionnement de l'hypothalamus et de l'hypophyse et donc une inhibition ou une excitation du système endocrinien. Or, il est bien connu que le stress est engendré par une modification, une variation des médiateurs chimiques du cerveau.

La question se pose donc de savoir par quoi est provoquée cette variation du taux des neurotransmetteurs. La réponse la plus simple consisterait à déclarer que cette variation est fonction de la composition en acides aminés des protéines et de la quantité de carbohydrates ingérés quotidiennement par un individu. Par exemple, l'on sait que l'ingestion de sucres stimule la production d'insuline, ce qui accroît le taux de tryptophane dans le plasma tout en réduisant la concentration d'acides aminés compétitifs. Le tryptophane étant le précurseur de la sérotonine, la concentration de ce précurseur et donc la quantité de sérotonine formée sont fonction de ce rapport : sucres - acides aminés compétitifs.

Les états dépressifs sont très certainement provoqués par une carence en sérotonine dans le cerveau ou en catécholamines comme la noradrénaline. Cette carence provient d'un manque de tryptophane, acide aminé qui n'est pas fabriqué par l'organisme et provient nécessairement de l'extérieur, apporté par l'alimentation normale. Si l'alimentation n'apporte pas la quantité indispensable de tryptophane, la part de sérotonine libre sera insuffisante pour autoriser un fonctionnement harmonieux au plan cérébral.

Il est acquis, à la suite de différentes expériences réalisées aux U.S.A. que des pesticides comprenant de faibles taux de composés organophosphorés peuvent, au bout d'un an, altérer le fonctionnement du cerveau. Ces expériences révèlent que les pesticides les plus utilisés provoquent : anxiété, insomnie, pertes de mémoire, irritabilité, impuissance sexuelle. Dans le cas de doses élevées, les symptômes sont identiques à ceux de la schizophrénie et de l'épilepsie.

Toute forme d'agression au niveau des structures profondes du cerveau et en particulier de l'hypothalamus peut engendrer un déséquilibre hormonal et modifier l'activité électrique du cerveau. Egalement, en dehors de toute atteinte sur le plan psychologique, de très nombreux produits présents dans l'alimentation sont susceptibles de provoquer le même résultat. *Il existe une interférence entre le stress et certains produits chimiques de l'alimentation.*

Biologie moléculaire

Que montre la biologie moléculaire ?

Les généticiens ont démontré que la synthèse des protéines est contrôlée par les gènes, molécules de nucléoprotéine qui participent à la structure des chromosomes et sont le support des caractères de l'hérédité.

Les gènes sont constitués d'A.D.N. La qualité des êtres vivants repose sur deux entités : d'une part, la protéine qui accomplit les réactions et donne leur structure aux corps ; d'autre part, le gène qui régit la reproduction d'une fonction et sa variation. Le dogme central de la biologie moléculaire est le suivant : la synthèse des protéines se fait suivant la chronologie :

A.D.N..... A.R.N..... PROTEINES

Les A.R.N. forment le code génétique utilisé par les ribosomes pour la synthèse protéique.

Les gènes contrôlent l'action des enzymes.

Un gène....Une enzyme....Réaction biochimique.

Une enzyme ne peut catalyser qu'un seul type de réaction chimique. Une enzyme est formée par l'assemblage de différents acides aminés. Elle comprend l'apoenzyme, de nature protéique et le coenzyme, de nature non protéique.

En résumé, la synthèse des protéines, constituants de la matière vivante se fait de la manière suivante :

A.D.N..... A.R.N..... PROTEINES dont la synthèse est contrôlée par les gènes constitués d'A.D.N. L'enzyme intervient comme catalyseur dans la synthèse. D'où il ressort l'importance de ces deux éléments : gène et enzyme.

Une cellule ne se développera et ne se divisera normalement que s'il ne se produit aucune modification génétique ou enzymatique. Or, de nombreuses modifications au niveau des acides nucléiques peuvent survenir au cours de l'existence d'un être vivant. Ces modifications ne sont pas le seul fait d'une transmission héréditaire qui prédisposerait l'individu au cancer, mais également et surtout le fait de substances chimiques qui se rencontrent dans l'alimentation, dans l'air ambiant, dans certains produits pharmaceutiques, qui «fragilisent» en quelque sorte la structure des acides nucléiques en se fixant sur certains gènes.

Certaines irradiations font de même. Et pourquoi pas, certains virus, susceptibles de déplacer des gènes ou encore de permettre de s'exprimer à certains gènes qui normalement devraient demeurer muets. Ainsi, on constate souvent des troubles chromosomiques dans les cellules des vieillards. Egalement dans le cas d'ionisation sur des cellules jeunes. Egalement dans le cas d'utilisation d'agents chimiques mutagènes ou supposés tels.

Tumeurs spontanées

Comment apparaissent les cellules cancéreuses dans le cas de tumeurs spontanées ?

Des considérations précédentes, deux hypothèses se dégagent :

1 - Le processus d'apparition et de prolifération des cellules cancéreuses peut provenir d'une mutation. Il peut se produire

le changement subit d'une base d'un acide nucléique sur l'A.R.N. messager codant pour la chaîne du tissu concerné où apparaîtra la tumeur. Ce changement provoque le remplacement d'un acide aminé par un autre acide aminé. Il existerait donc une déviation de l'A.R.N. Cette mutation somatique pourrait être la cause de l'anarchie cellulaire.

2 - En fonction d'ailleurs de la première hypothèse, par suite de cette déviation, les enzymes intracellulaires pourraient changer, produisant des protéines aberrantes.

On sait que chaque organisme détruit, après les avoir reconnus, les microbes, les cellules ou les organes étrangers greffés. C'est le phénomène de rejet. Or, l'organisme ne peut détruire qu'un nombre très limité de cellules cancéreuses. Pourquoi ? Dans les deux hypothèses précitées, les lymphocytes et macrophages, soldats chargés d'assurer la défense de l'organisme, semblent baisser les bras et ne pas accomplir leur travail de phagocytose. Faut-il mettre en cause le système immunitaire déficient chez le cancéreux pour des raisons bien antérieures à l'apparition des toutes premières cellules cancéreuses ? Il se produit généralement une déficience du système immunitaire constitué en particulier par des cellules lymphoïdes nommées Natural Killer ou NK, ainsi que cela a pu être constaté chez nombre de cancéreux.

Agents mutagènes

Quelles peuvent être les causes de mutation au niveau cellulaire ? La réponse est : toute exposition prolongée à des agents mutagènes.

Ces agents mutagènes sont : les rayons ultra-violets, les rayons X, la radio-activité, certaines substances chimiques, certaines hormones, des virus.

Les *rayons ultra-violets* ont une action sur la peau, sur le sang, sur le tissu osseux, sur les glandes endocrines, sur le système nerveux.

Les *rayons X* ont une action sur l'activité cellulaire, excitante à très faible dose, destructrice à forte dose.

La *radio-activité* a une action sur la division cellulaire. Certains éléments chimiques nommés radio-actifs se désintègrent en émettant spontanément de l'énergie. Ces radio-éléments émettent un mélange de rayons alpha, béta, gamma qui provoque une accélération des divisions cellulaires à un certain degré d'intensité et de durée.

Irradiation

Le consommateur doit savoir quelles sont les différentes méthodes de conservation des aliments. Le tableau les expose précisément :

Tous ces procédés de conservation ne sont pas d'une complète innocuité, en particulier les procédés chimiques : insecticides - raticides - fongicides et par additifs ou fumigation.

Certains autres procédés présentent des inconvénients majeurs : destruction vitaminique, perte de diastases, des minéraux, carbonisation des sucres, etc...

Mais le plus dangereux est sans conteste l'irradiation des aliments ou traitement ionisant. Ce dernier né porte en lui le germe de la cancérisation de toute l'humanité. En effet, l'irradiation détruit les éléments vitaux de nos aliments, laisse subsister des traces de radio-activité, détruit les vitamines B et C.

Le principe consiste à bombarder de rayons ionisants les produits alimentaires à conserver. Les promoteurs de ce système de conservation prétendent que si la source d'énergie ne dépasse pas dix millions d'électro-volts, il n'y a aucun risque de radio-activité induite dans nos aliments.

Pour irradier les produits alimentaires, on peut utiliser soit les électrons accélérés pénétrant de 10 cm environ, soit les rayons gamma issus du cobalt 60 et du cesium 137 pénétrant d'un mètre, soit les rayons X émis par une source de cinq millions d'électron-volts (limite recommandée par l'Organisation Mondiale de la Santé).

En France, on traite par radiation ionisante : les pommes de terre, les oignons, les échalotes et les aulx.

En Hollande, on traite les champignons, les oignons, les poulets, les cuisses de grenouilles, le riz, les épices, les asperges, les crevettes, les repas congelés des hospitalisés, les filets de poissons, les fraises, le pain et le seigle.

En Afrique du Sud, on traite les pommes de terre, les oignons, les aulx, les poulets, les papayes, les mangues et les fraises, les bananes séchées et les avocats.

Au Japon, l'irradiation est massive.

Aux U.S.A., seules sont irradiées les pommes de terre et les céréales.

Evidemment, des normes de sécurité ont été envisagées et adoptées : normes internationales, inspection des usines, vérification douanière des produits importés, étiquetage précis, pastilles dosimétriques sur les emballages, etc... Mais comment le consommateur peut-il être assuré qu'elles sont respectées ? Enfin, l'irradiation qui détruit les enzymes ne peut être favorable à la vie cellulaire et provoque une modification de terrain dans l'organisme, laquelle ouvre la porte à la cancérisation.

Substances chimiques

Plus de 1.500 substances chimiques susceptibles d'induire un cancer on été recensées à ce jour. La nomenclature est loin d'être close. Parmi ces substances, certaines sont mutagènes, d'autres cancérogènes ou les deux. Au nombre des substances mutagènes, il faut citer tout particulièrement le goudron de houille et ses dérivés. Le goudron de houille contient des carbures benzéniques, des phénols, de l'aniline, de l'ammoniaque, des bases pyridiques, des produits sulfurés.

Les dérivés du goudron

Le benzène ou benzol - C6H6 : les femmes et les enfants sont particulièrement sensibles au benzol. Il se produit des altérations sanguines, anémies avec diminution des globules blancs, en particulier des polynucléaires neutrophiles.

Le toluène - C7H8 : analogue au benzène, il est largement utilisé dans la préparation de nombreux colorants et médicaments.

Le xylène et la xylidine : amine dérivée du xylène et utilisée dans la fabrication des colorants.

Le phénol : dérivé oxygéné du benzène est utilisé pour préparer divers colorants, des matières plastiques et certains médicaments.

Le naphtalène - CIOH8 : hydrocarbure aromatique.

Le crésol : phénol, dérivé du toluène.

L'anthracène - CI4H10 : utilisé pour la fabrication des colo-

EFFETS DES RAYONNEMENTS EN FONCTION DES DOSES APPLIQUEES

(en rads)

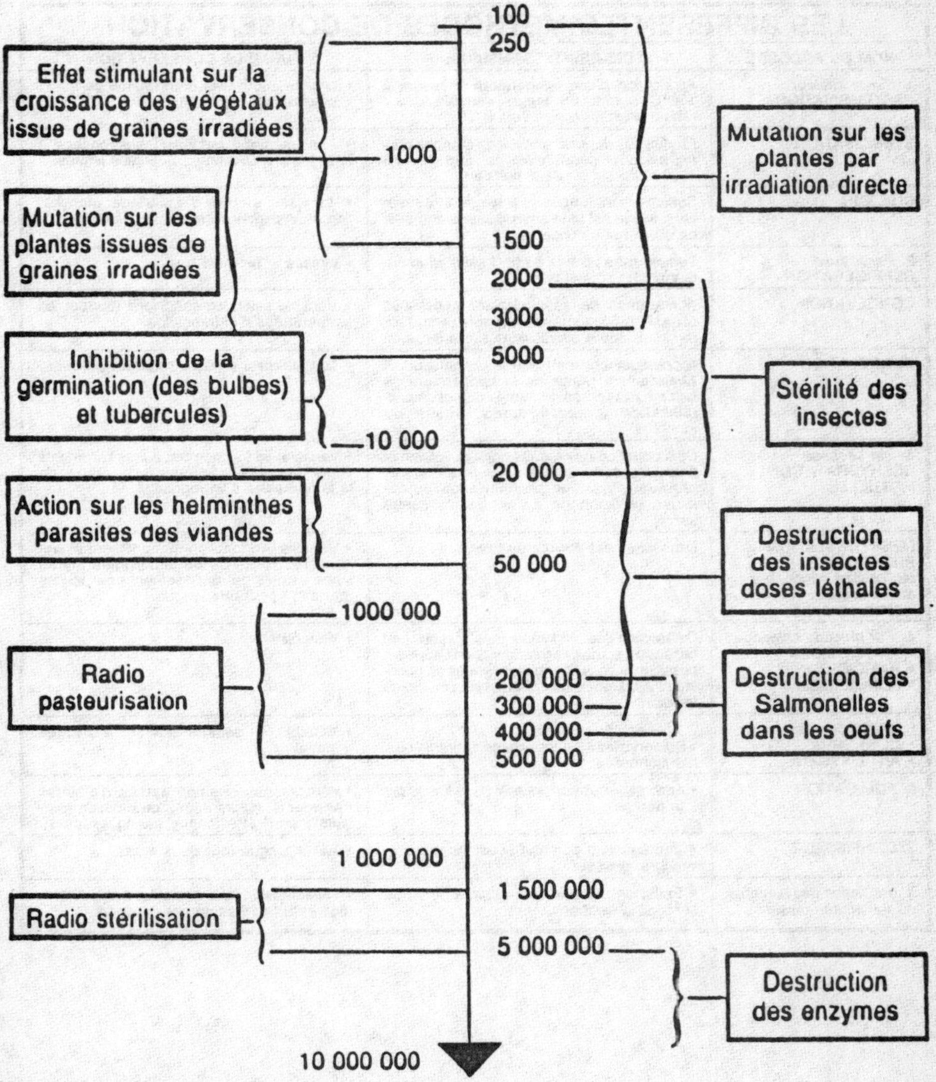

LES DIFFERENTES METHODES DE CONSERVATION		
NOM DU PROCEDE	**DESCRIPTIF SOMMAIRE**	**DUREE DE CONSERVATION**
1 *Par la chaleur* · PASTEURISATION	Application d'une température inférieure à 100°C durant un temps variable puis refroidissement rapide vers 0°C	• Limitée : nécessité d'un régime de froid : entreposage, mise en vente.
STERILISATION	Produit mis dans un emballage étanche soumis à une température élevée : supérieure à 100° C durant un délai suffisant.	• Longue durée (années) : entreposage à température ambiante : quelques limites.
CUISSON	Suffisamment longue et à température élevée : si elle est faite en emballage étanche, on obtient une conserve.	• Limitée : si pas d'emballage étanche, recontamination microbienne inévitable.
2. *Par le froid* REFRIGERATION	Température voisine de 0°C sans atteindre le point de congélation	• Limitée : "produits frais".
CONGELATION	Abaissement de la température au-dessous du point de congélation (variable selon l'aliment : quelques degrés en-dessous de zéro).	• Variable selon les conditions (surtout les températures d'entreposage).
SURGELATION	A pratiquement remplacé la congélation. Abaissement rapide de la température de façon à passer rapidement le cap de la cristallisation (précoce après récolte ou abattage).	• Longue mais variable selon les produits.
3. *Par séchage* DESHYDRATATION PARTIELLE	Concentration du produit (moindre volume et poids) associée le plus souvent à d'autres procédés physiques (pasteurisation) ou chimique (addition de sucre, lait concentré sucré).	• Variable, en fonction des autres tairements subis, de l'emballage (étanche ou non) et de la température d'entreposage.
DESHYDRATATION PROFONDE (en couche mince, par atomisation, lyophilisation).	Dessèchement poussé ou total.	• Variable, en fonction du conditionnement (étanche, sous-vide ou atmosphère inerte) sinon risques de rancissement pour lipides (par ex.) ; peut être longue.
4. *Par procédé chimique* • INSECTICIDES, • RATICIDES, • FONGICIDES.	Destruction des prédateurs (rats, insectes) ou moisissures, mais recontamination ultérieure possible ; inconvénients des résidus en quantité plus ou moins contrôlée et plus ou moins toxiques.	• Variable.
5. *Additifs alimentaires :* • CONSERVATEURS, • ANTIOXYGENE.	• Rôle bactériostatique ; • Préserve les qualités organoleptiques ou nutritionnelles.	• Variable, en général associés à d'autres traitements.
6. FUMIGATION	• Absorption des composants de la fumée sur la denrée.	• Variable, généralement associé à d'autres traitements (saumurage, dessication partielle) ; peut être longue (quelques mois).
7. CONFISSAGE	• Imprégnation par une substance (sucre, vinaigre, graisses...)	• Assez longue (quelques mois).
8. *Irradiation des aliments ou traitement ionisant*	• Emission rayonnement gamma ou X, ou faisceau d'électrons.	• Variable selon les doses et les types de denrées et autres traitements associés.

rants.

Le brai : résidu pâteux de la distillation et particulièrement nocif.

Il faut également faire mention de tous les gaz chimiques de plus en plus nombreux que l'on rencontre dans l'atmosphère à la suite de différentes combustions. Divers métaux peuvent aussi être mis en cause : nickel, baryum, cadmium, etc...

Les engrais à base de nitrates.

Une mention toute particulière doit être faite du D.D.T. ou *dichlorodiphényl trichloréthane*.

Enfin, certains pesticides comme ceux qui sont à base d'esters d'acide thiosphosphorique tels que : parathion, diméthoate, déméton, etc..., sont très dangereux pour l'organisme humain ou animal et se retrouvent dans des centaines de préparations commerciales. Ils inhibent une enzyme, l'acétylcholinestérase: l'acétylcholine s'accumule dans l'organisme.

Les additifs

De toutes les substances chimiques citées, les plus dangereuses sont certainement les additifs alimentaires car ces derniers sont le plus souvent ignorés par le consommateur.

Les additifs alimentaires sont classés de la façon suivante :

a) Colorants

b) Emulsifiants - Stabilisants - Epaississants - Gélifiants

c) Conservateurs

d) Arômes naturels ou arômes artificiels.

Sur 2.210 additifs, 38 sont des colorants autorisés, 36 sont des émulsifiants, gélifiants, stabilisants, épaississants autorisés, 69 sont des conservateurs autorisés et 2.067 sont des arômes autorisés ou interdits. Sur ces 2.067 arômes, 845 comprennent des arômes naturels, et 1.222 comprennent des arômes artificiels. Sur les 845 arômes naturels, 89 sont autorisés, 489 sont en admission provisoire et 267 sont interdits. Sur les 1.222 arômes artificiels, 692 sont autorisés, 284 sont en admission provisoire et 246 sont interdits.

Si l'on considère seulement les 284 arômes artificiels provisoirement autorisés par la législation française, il faut faire remarquer que 144 d'entre eux sont interdits par la législation américaine à la suite d'études réalisées pour déterminer la dose limite toxique. Hélas, il n'en a pas été de même en France. De toute manière, la législation est très facile à contourner et de nombreux fabricants n'observent pas la réglementation.

Les conservateurs et oxydants ont pour but de préserver les aliments des altérations soit de nature microbiologique (conservateur), soit résultant de réactions chimiques (antioxygène). On compte parmi eux l'anhydride sulfureux et les sulfites employés souvent dans les bières, vins, moutardes, confitures : E 220 à E 227. En charcuterie sont utilisés le nitrite de sodium et les nitrates qui, après réaction dans l'organisme, sont susceptibles de donner naissance à certains composés aux effets cancérogènes : E 251 - E 252 - E 250. Certains anti-oxydants sont d'origine naturelle comme l'acide ascorbique ou vitamine C, baptisée E 300, mais ils peuvent être aussi synthétiques.

Les modificateurs organoleptiques comprennent les colorants, les aromatisants, les exhausteurs de goût. 125 sortes de colorants sont utilisés à travers le monde. La communauté européenne a limité leur nombre à une vingtaine. Parmi les colorants synthétiques, citons le E 102 Jaune (Tartrazine), le E 110 Orangé (Jaune orangé S), le E 122 Rouge (Azorubine), le E 132 Bleu (Indigotine), le E 151 Noir brillant (BN), et le E 127 (Erythrosine).

D'après le professeur Gounelle de Pontanel, la tartrazine et l'érythrosine possèdent des effets allergènes. Un colorant comme l'amarante, d'après certains travaux américains et soviétiques, posséderait une action nocive sur les organismes animaux. Le Centre International de recherche sur le cancer, créé en 1965 sous les auspices de l'Organisation Mondiale de la Santé (O.M.S.), concluait dans une monographie sur l'amarante, que son pouvoir cancérogène ne pouvait être évalué... Quelques pays en ont interdit ou réduit l'emploi.

Les aromatisants donnent aux aliments des propriétés olfactives et éventuellement sapides. Comme d'autres additifs, ils sont naturels, de synthèse ou artificiels. *Les exhausteurs de goût* figurent dans les produits déshydratés, surgelés ou conservés par la chaleur qui ont perdu une partie de leur saveur. *Les édulcorants naturels* comme les sucres (fructose - galactose) ou synthétiques (saccharine) se retrouvent dans une infinité de boissons et d'aliments.

Les modificateurs de texture agissent sur la consistance des aliments et sont émulsifiants, gélifiants, levants, moussants, antiagglutinants. Ils sont partout, dans les pâtisseries, le cacao, les glaces, etc... *Les agents auxiliaires de fabrication* qui servent à changer l'aspect du produit final se trouvent dans la confiserie, les sucres. Dans certains pays, ils sont utilisés pour le blanchiment de la farine, la décoloration des sucres (anhydride sulfureux).

Un même aliment peut contenir à la fois un colorant, un émulsifiant, un conservateur, un aromatisant, un anti-oxydant, un édulcorant, un modificateur de texture. On image aisément à quel degré d'aberration est parvenue l'industrie alimentaire de nos jours et combien peut être explosif un tel mélange de substances de synthèse introduit dans un organisme.

Médicaments, danger !

Au nombre des substances chimiques dangereuses, on compte certains médicaments dont certains peuvent s'avérer dévastateurs.

Les médicaments à éviter

Plus les médicaments sont puissants, plus ils sont dangereux et on a estimé qu'en France les effets indésirables présentés par ces derniers étaient responsables d'un quart des hospitalisations. Ce n'est pas moi qui exprime cette affirmation mais le chimiste Camille Georges Wermuth dans un article paru dans l'édition française de American Science, en décembre 1978. Personnellement, j'estime que Wermuth est loin de la vérité. Il ne tient pas compte du nombre de malades intoxiqués ou déréglés qui ne se font pas hospitaliser, restant chez eux, avec parfois des troubles graves. De ce fait, ce n'est pas seulement un quart d'individus qui sont malades des médicaments, mais bien un tiers et peut-être davantage. De plus, certaines personnes, vivant une période de rémission, voient réapparaître leur maladie au bout d'un certain temps, fort souvent compliquée par des accidents tout à fait imprévus et dont elles ne soupçonnent évidemment pas l'origine.

Le professeur Pierre Simon, qui enseigne la pharmacologie à la faculté de médecine Pitié-Salpêtrière déclarait en 1982 :

«Quand un médecin prescrit un médicament, il sait où il va ; avec deux il peut encore connaître les interactions ; à partir de trois, il ne peut plus savoir ce qui peut arriver».

L'Organisation Mondiale de la Santé a établi que la mort serait liée à la consommation de médicaments dans un pourcentage de 3% environ, ce qui, en France, représenterait 17.000 décès par an, soit beaucoup plus que les accidents de la route et plus que l'ensemble des maladies infectieuses. On a constaté que sur 550.000 ordonnances délivrées chaque jour en France, les médecins font figurer en moyenne 3,70 médicaments sur chacune.

Sur certaines ordonnances on trouve jusqu'à 12 médicaments et sur d'autres plus fréquentes, 6 à 10. On imagine aisément combien ces mélanges peuvent être dangereux et explosifs.

Un médicament, surtout de synthèse, introduit déjà dans l'organisme une substance étrangère que ce dernier tentera de rejeter par ses émonctoires naturels avec quelque difficulté et souvent après lésion. Que penser alors quand 6 à 10 substances lui sont imposées avec en plus un constat d'ignorance quant aux interactions de celles-ci ?

Sur les 550.000 ordonnances délivrées chaque jour, en France, 70.000 environ sont extrêmement dangereuses. De toutes manières, on peut affirmer que tout médicament absorbé provoque une modification de terrain dans l'organisme, particulièrement si ce médicament est absorbé durant une longue période de temps. Il y a lieu de faire remarquer également que les substances chimiques contenues dans certains médicaments se lient aux substances chimiques rencontrées dans les produits alimentaires et que l'on ignore complètement quelles peuvent être les conséquences de semblables mélanges. Par exemple : substances chimiques de synthèse + Nitrates + Pesticides + Conservateurs + Colorants.

Il faut bien que le lecteur sache qu'existe là un problème insoluble.

Les oestro-progestatifs

L'oestrogène de synthèse expose à différents troubles tels que : sensation de gonflement mammaire, troubles digestifs. Il entraîne généralement une prise de poids progressive par action anabolisante. *Certains oestrogènes comme l'éthynil-estradiol ou le mestranol provoquent en cas d'utilisation de longue durée, une hyperplasie c'est-à-dire le développement anormal des tissus ou des glandes.*

Les progestatifs de synthèse possèdent à forte dose des propriétés androgéniques, c'est-à-dire une action virilisante. C'est le cas en particulier de certains dérivés de l'hydroxyprogestérone.

L'usage de la pilule devrait être strictement exclu en cas d'antécédents familiaux de maladies vasculaires, diabète, cancer du sein.

Tout composé oestrogénique induit une stimulation de l'appétit, même avec des produits faiblement dosés. Cette stimulation de l'appétit est liée à l'élévation de l'insulinémie. La prise de poids est parfois très importante de même que le gonflement des tissus.

Les oestroprogestatifs ont une action congestive et provoquent un ralentissement de la circulation veineuse.

On observe fréquemment des sensations de jambes lourdes. Il ne s'agit pas seulement de sensations, d'ailleurs, mais d'une réalité puisque l'on recommande aux femmes utilisant les oestroprogestatifs de synthèse de dormir avec les pieds du lit relevés et de prendre des toniques veineux à base de vitamines P et E. Cette action congestive se réalise également au niveau des seins.

Les contraceptifs oraux provoquent une augmentation du débit cardiaque et de la tension artérielle, une élévation du fibrinogène et une diminution de l'adhésivité plaquettaire. Des études réalisées en Grande Bretagne ont démontré que le fait de prendre des oestroprogestatifs multipliait par 3 à 6 le risque de phlébo-thrombose. De plus, ils favorisent le diabète latent et peuvent même provoquer un diabète chez les sujets non prédisposés. L'insuline plasmatique est constamment élevée chez les patientes utilisant des contraceptifs oraux classiques et la glycémie à jeun augmente régulièrement. Enfin, les oestroprogestatifs perturbent l'équilibre physiologique des fonctions d'épuration hépatique.

Tous ces risques précités sont déjà très importants, mais ce qui est beaucoup plus grave et nous intéresse sur le plan du cancer, c'est que, à la suite de la prise de contraceptifs, l'hormone de croissance subit des modifications. Or, l'on sait que cette hormone intervient au premier chef dans le développement cellulaire et celui de nombreux tissus, augmente la résistance à certaines infections en stimulant la production d'anticorps et accroît l'efficacité des hormones mâles et femelles. Cette hormone joue un rôle de régulation de la croissance des cellules. En cas de modifications, c'est tout l'équilibre cellulaire qui se trouve perturbé, pouvant, à mon avis, préparer le terrain au cancer.

Des expériences réalisées par Lacassagne sur des souris auxquelles il avait administré des oestroprogestatifs ont démontré que celles-ci faisaient des cancers mammaires. D'autres expériences réalisées sur des chiennes Beagle à l'aide de certains progestatifs de synthèse de la même famille chimique, c'est-à-dire dérivés de l'Hydroxyprogestérone, montrent les mêmes résultats. Il faut également faire remarquer qu'un cancer préexistant peut subir un coup de fouet par administration d'oestroprogestatifs. Les associations oestroprogestatives atrophient l'endomètre. Dans de nombreux cas, cet endomètre devient hyperplasique et, récemment, on a observé des cancers de ce dernier.

Aux Etats-Unis, les oestroprogestatifs séquentiels contenant 100 mcg d'Ethinylestradiol ont été retirés de la vente pour cette raison. La «Food an Drug Administration» des U.S.A. déconseille la prise de contraceptifs après 40 ans, considérant que ces derniers augmentent les risques vasculaires. Les contraceptifs oraux peuvent entraîner des nécrobioses de fibromes ou des métrorragies et une augmentation du volume du fibrome.

Les vaccins

Préparation destinée à provoquer chez un sujet à qui on l'administre, l'apparition d'une immunité. Ces préparations contiennent des antigènes qui suscitent de la part de l'organisme la formation d'anticorps spécifiques correspondants.

Les vaccins font partie de l'arsenal thérapeutique et peuvent donc être considérés comme une forme de médicaments spécifiques de certaines maladies bien déterminées.

La vaccination constitue la plus grande escroquerie commerciale et scientifique de tous les temps. Elle est responsable d'un nombre incalculable de décès d'enfants en bas âge et d'adultes.

En particulier la vaccination par le B.C.G.

Tout a commencé dans les années vingt : Calmette, sous-directeur et salarié de l'Institut Pasteur, médecin sans clientèle, et Guérin, vétérinaire sans pratique, également salarié, mettent au point le fameux B.C.G. destiné à lutter contre la tuberculose. En réalité, les expériences de laboratoire sont truquées, les statistiques entièrement inventées et le vaccin, ou du moins son bien-fondé, ne repose sur aucune donnée scientifique sérieuse. Toutefois, grâce à une publicité réalisée sans vergogne et faussement soutenue par des arguments inventés de toutes pièces, grâce aux «mandarins» du corps médical de l'époque qui furent «achetés», le B.C.G. prit rapidement un essor considérable et combla d'aise et d'argent l'institut Pasteur et un corps médical d'une incompétence et d'une naïveté redoutables. Les promoteurs de cette affaire machiavélique, une vingtaine de familles qui tiennent la santé en otage : mandarins, enseignants, propriétaires de laboratoires, firent voter en 1949, à la sauvette, par l'Assemblée Nationale et par le Conseil de la République, la vaccination obligatoire par le B.C.G. Lequel B.C.G., gratuit, est en réalité financé par le contribuable français. Juteuse opération qui se poursuit de nos jours et provoque le décès prématuré de milliers d'individus.

En effet, la vaccination par le B.C.G. ébranle l'organisme d'un enfant en bas âge et provoque une modification de terrain considérable, en particulier, si ce dernier est déficient. Mais qui est au courant de ces milliers de décès qui se produisent chaque année en France ? Et des dizaines de milliers survenant dans les pays du tiers-monde dont, pour des raisons humanitaires (le croirez-vous ?), notre pays prétend se charger sur le plan de la santé ? La réponse est : *personne*. Car, à part quelques médecins dans l'exercice de leur pratique pouvant constater les décès après vaccination de nouveaux-nés, le public et l'ensemble du corps médical ne sont pas informés et ne *doivent pas être informés*. S'ils l'étaient, l'Institut Pasteur ne tarderait pas à voir disparaître le véritable pactole que constitue la vaccination par le B.C.G. Le *secret absolu* est la règle. Si quelques nouveaux-nés meurent après avoir subi la vaccination, c'est évidemment du à des causes inconnues et le diagnostic recommandé est : Encéphalite virale. Aucune autopsie n'est jamais pratiquée. Il est *interdit* de tenter de faire un rapprochement quelconque entre le décès et la vaccination. Si quelque journaliste ose le faire et que l'affaire s'ébruite, les français ont alors droit à une intervention télévisée rassurante et bétifiante du ministre de la Santé, protecteur des intérêts de l'Institut Pasteur... et tant pis pour les petites victimes et leurs parents éplorés... Aucun recours n'est possible...

Voulez-vous la preuve que la vaccination par le B.C.G. ne sert à rien ? Sur la demande de l'Organisation Mondiale de la Santé, une vaste expérience de vaccination a été réalisée aux Indes entre 1968 et 1971 dans un district comprenant 209 villages et une ville, soit 360.000 personnes. Toutes ces personnes ont été testées à tuberculine, et négatives, ont été divisées en deux lots : l'un a été vacciné, l'autre non. Elles ont été suivies dans des conditions rigoureuses durant sept ans et demi. Le résultat a été le suivant : Il y a eu exactement autant de cas de tuberculose chez les vaccinés que chez les non-vaccinés. Autrement dit : «Le B.C.G. ne conférait aucune protection au cours de sept ans et demi de surveillance ultérieure» et la maladie bacillaire frappait beaucoup plus souvent les sujets qui avaient initialement réagi à la tuberculine, après vaccination, que ceux qui n'avaient présenté aucune réaction». *(Rapport du groupe scientifique ICMR/OMS. N° 651 - Genève 1980).*

La pollution pharmaceutique

Tous les médicaments quels qu'ils soient et toutes les drogues licites ou non présentent des risques du fait de leur nature chimique, car ils ou elles modifient la structure ou les fonctions de l'organisme. C'est en cela que réside le danger.

Toutes les substances chimiques ont peu ou prou une action nettement marquée sur le caractère des individus qui les consomment, leur perception du monde extérieur et leur conscience. D'après cette définition, nombre de produits d'usage courant comme le thé, le café, le coca-cola, les boissons alcooliques, bien que n'étant pas considérées comme des drogues, en contiennent bel et bien. En fait, si les individus consomment ces divers produits, c'est uniquement parce que la forme de société à laquelle ils appartiennent leur a appris à les absorber au nom de principes aberrants, et ceci bien souvent depuis leur plus tendre enfance. La mode de tel ou tel produit intervient de telle manière dans l'esprit des gens qu'ils absorberaient n'importe quoi de nocif pour faire comme la majorité influencée par des concepts ou une publicité mensongers. Le café et le thé consommés à l'échelle mondiale, qui contiennent tous deux de la caféine, semblent de la sorte constituer l'une des principales drogues dont usent et abusent surtout des centaines de millions d'individus. Or, ce qu'ignorent ceux qui abusent du café ou du thé, de coca-cola et même de cacao, c'est que la caféine jouerait un rôle dans les maladies de coeur, le cancer de la vessie et de la prostate et certaines malformations congénitales. Des études récentes effectuées aux U.S.A. le démontrent amplement.

Toutefois la consommation exagérée de ces produits n'est rien en regard des autres substances chimiques absorbées journellement par l'être humain, lesquelles se trouvent dans son alimentation ou sont inhalées. Tout individu appartenant à notre forme de société occidentale, du simple fait de son genre de vie et d'alimentation, se trouve donc déjà tout désigné pour contracter certaines maladies graves, en particulier les maladies cardio-vasculaires et le cancer. Si, supplémentairement à ces produits chimiques qui se rencontrent dans l'alimentation et dans l'air, interviennent d'autres substances absorbées sous forme de médicaments, le risque de contracter ces maladies, et d'autres, croît considérablement.

La pollution pharmaceutique est une réalité.

Evidemment, il est des drogues qui possèdent des propriétés médicales ou qui permettent de réduire les douleurs consécutives à une maladie ou à une intervention chirurgicale. Mais il est clair que souvent l'on fait abus de drogues qui présentent des vertus thérapeutiques. Il existe non seulement la *surmédication* qui vient de ce que certains médecins prescrivent trop généreusement les antibiotiques et les tranquillisants mais aussi la *surconsommation individuelle* chez les gens qui se bourrent d'aspirine et de médicaments pour dormir, qu'ils peuvent se procurer sans ordonnance.

Je soumets à l'attention du lecteur le tableau suivant qui comporte non seulement certaines des substances entrant dans la composition de différentes spécialités mais également tous les produits généralement absorbés par le commun des mortels : alcool, café, thé, tabac. Dans ce tableau, le lecteur découvrira les effets immédiats, les effets secondaires et les principaux risques de toutes les substances chimiques citées.

	EXEMPLES	CLASSIFICATION MEDICALE ET APPLICATION	EFFETS IMMEDIATS	EFFETS SECONDAIRES	PRINCIPAUX RIQUES
ALCOOL (éthylique)	Bière Vin Whisky	Dépression du système nerveux central Sédatif, fait dormir. Vaso-dilatateur. Source de calories. Eupeptique.	Détente immédiate. Lève les inhibitions. Troubles de la coordination. Diminution des réflexes et des facultés de raisonnement. Modification de la personnalité, perte de jugement qui pousse à prendre des risques.	L'absorption régulière et massive d'alcool augmente les risques de contracter un cancer du tube digestif, une cirrhose hépatique, une gastrite, une pancréatite.	Risques de dépendance physique et phycologique. Déchéance sociale et personnelle. Lésions cérébrales, rénales et hépatiques irréversibles.
ASPIRINE (acide acétylsalicylique)	Alka-Seltzer Aspégic Catalgine Céphyl Juvépirine Véganine	Dépression du système nerveux central. Action marquée contre la fièvre, les céphalées, les inflammations, les douleurs musculaires et les névralgies.	Anti-inflammatoire, antalgique et fébrifuge. Troubles gastriques avec risques d'hémorragies.	Renforce l'effet des anticoagulants, le patient a tendance aux hémorragies. Effets secondaires: asthme, urticaire, irritations et saignements du tube digestif.	A éviter en cas de troubles de la coagulation, d'ulcères et d'hémorragies, d'affections nasales, de sinusite, d'asthme ou d'allergie dans le nez ou les sinus.
CAFEINE	Cacao Café Coca-cola Thé Excitants	Excitant du système nerveux central. Utilisée quelquefois comme stimulant léger. Action diurétique sur les reins. Stimulation du muscle cardiaque.	Énervement. Tremblement involontaire de la main.	L'usage prolongé entraîne une dépendance à la caféine, le retrait se traduisant par de l'irritabilité, de l'agitation et des céphalées. On note également de l'insomnie, de l'anxiété et des ulcères gastro-duodénaux.	Jouerait un rôle dans les maladies de coeur, le cancer de la vessie et certaines malformations congénitales.
HALLUCINOGENES	L.S.D., S.T.P., Haschich Marihuana Mescaline Psilocine	Excitation et/ou dépression du système nerveux central. Pas d'utilisation médicale.	Réduction de l'appétit; donnent du tonus et reculent les limites de la fatigue; tachycardie et hypertension; dilatation de la pupille. Impression de «planer». Distorsion de la perception des couleurs, des formes, des tailles et des distances. Troubles de la mémoire, du raisonnement logique et de l'exécution de tâches complexes.	Risques de dépendance psychologique. Apathie, manque de tonus et d'intérêt pour ses activités. Anxiété et dépression prolongées. Hallucinations. La fumée de marihuana, par sa teneur en goudrons, présente des risques de cancer du poumon et de bronchite chronique.	Aberrations mentales. Modifications irréversibles de la personnalité. Impulsions suicidaires ou homicides. Effet rétroactif, même après interruption de la prise de drogue.
NARCOTIQUES (analgésiques opiacés)	Codéine Eubine Héroïne Méthadone Morphine	Dépression du système nerveux central. Analgésiques puissants.	Effet analgésique; entraînent une sensation de béatitude; nausées et vomissements dans certains cas.	La dépendance physique et psychologique s'installe rapidement.	Forte dépendance physique et psychique. Assuétude. Détérioration de l'état général.
NICOTINE (tabac)	Chique Cigarette Cigare Pipe Tabac à priser	Dépression et/ou excitation du système nerveux central Pas d'application médicale.	Tachycardie; hypertension, abaissement de la température de la peau; hypersécrétion gastrique; excitant au début, puis dépresseur du cerveau et du système nerveux; diminution de l'appétit et de la résistance physique.	Lésions des vaisseaux sanguins du coeur et du cerveau. Respiration courte, toux. Augmentation de la sensibilité aux infections respiratoires. Bronchite chronique. Emphysème. Risques de cancer de la vessie, de l'oesophage, des reins, du larynx, des poumons, de la bouche et du pancréas. Ulcère de l'estomac.	Le tabagisme est responsable du cancer du larynx, du poumon et de la bouche, irritation des voies respiratoires, bronchite chronique et emphysème pulmonaire. Lésions du coeur et des vaisseaux sanguins. Troubles de la vision.

	EXEMPLES	CLASSIFICATION MEDICALE ET APPLICATION	EFFETS IMMEDIATS	EFFETS SECONDAIRES	PRINCIPAUX RIQUES
SEDATIFS ET HYPNOTIQUES	Barbituriques Epanal Gardénal Immenoctal Mogadon	Dépression du système nerveux central. Traitement de l'insommie, de l'anxiété de l'irritation, et de l'épilepsie ainsi que des troubles mentaux.	A PETITE DOSE: réduisent l'anxiété et l'énervement, ramènent le calme et détendent les muscles. A HAUTE DOSE; impression d'ivresse, troubles de l'élocution, titubation, inconscience. A TRES HAUTE DOSE: risque de mort.	La tolérance et la dépendance s'installent rapidement. Disparition du sommeil normal.	Importante dépendance phychologique en cas d'usage continu. Risques inhérents aux troubles de la perception et de la coordination. Risques de lésions cérébrales et rénales. Risques de surdose ou de potentialisation avec l'alcool.
LES SOLVANTS (enivrants)	Colle d'avion Nettoyant à sec Essence Detachant Solvant pour vernis à ongles Diluant pour peinture Ciment plastique	Dépression du système nerveux central. Pas d'aplication médicale.	Enervement intense; désorientation et confusion mentale; troubles de l'élocution et vertiges; troubles de la perception et de la vision; hallucinations auditives; perte de contrôle des muscles. Les doses fortes entrainent de l'assoupissement, des évanouissements, voire la mort par défaillance cardiaque.	Risques d'assuétude. L'utilisation prolongée entraine parfois des lésions rénales et hépatiques.	Risques de dépendance psychologique. Risques de lésions irréversibles aux reins, au cerveau et au foie. Mort accidentelle par étouffement ou suffocation.
DOPANTS	Amphétamines Benzédrine Cocaïne Feuilles de coca Dexédrine Maxiton Préludine Phenmetrazine	Excitent le système nerveux central. Soulagent la fatigue et la dépression légères.	Réduisent l'appétit; augmentent le tonus; repoussent les limites de la fatigue; psychostimulants; accélèrent les rythmes respiratoire et cardiaque; hypertenseurs; risque de rupture des vaisseaux sanguins ou de défaillance cardiaque. A HAUTE DOSE: loquacité, agitation, paranoïa, panique, folie des grandeurs.	Malnutrition; manque de résistance aux infections; la dépendance psychologique s'installe rapidement	Hypertension, crises cardiaques; lésions cérébrales, malnutrition, épuisement, pneumonie. Coma et mort.
TRANQUILLISANTS (légers)	Equanil Largactil Librium Séresta Transene Valium	Dépression du système nerveux central.	Relaxation des muscles; calment l'agitation, les traumatismes et l'anxiété; réduisent les réactions psychologiques aux stimulations de l'extérieur. Atonie; soulagement à court terme de l'anxiété. A HAUTE DOSE: risques de troubles de la coordination motrice. Vertiges, somnolence, hypotension, évanouissements.	Risque d'assuétude. Mêmes risques que les sédatifs hypnotiques.	Produits très dangereux en association avec l'alcool. Entrainent de la depression, de l'apathie et des troubles de l'élocution.

LISTE DES SUSTANCES CANCEROGENES établie par L'Agence Internationale pour la recherche sur le cancer (A.I.R.C.).
Elle résulte d'études commencées en 1971.
442 produits et procédés industriels ont été expérimentés à ce jour.

Nom du produit.	Preuves de l'action cancérogène.
Acrybonitrile	non absolues
Aflatoxine	non absolues
4-Aminobiphényl	établies
Arsenic	établies
Amiante	établies
Auramine	non absolues
Production d'auramine	établies
Benzéne Benzopyréne	établies
Bendizine	établies
Beryllium	non absolues
Cadmium	non absolues
2 Chloroéthyl ou N, N-bis 2 Naphthylamine ou Chlornapazine	non absolues
Chlorambucil	non absolues
Chrome	établies
Cyclophosphamide	non absolues
Diethystilbœstrol (œstrogéne)	établies
Oxyde d'éthyléne	non absolues
Gaz moutarde	établies
Hématite (extraction du minerai d')	établies
Isopropyl (fabrication d'alcool d')	établies
Melphalan	établies
2 Naphtylamine	établies
Nickel et certains composés	non absolues
Nitrosamines	établies
Oxymetholone	non absolues
Phénacétine	non absolues
Phénobarbitone	non absolues
Phénytoine	non absolues
Suies, goudrons, huiles minérales	établies
Tris (1-aziridinyl) phosphine sulpiride (thiotopa)	non absolues
Chlorure de vinyle	établies

Cette liste de trente substances ne concerne que l'homme.

CHAPITRE III

LES MEFAITS DE LA POLLUTION

POLLUTION ET SANTE

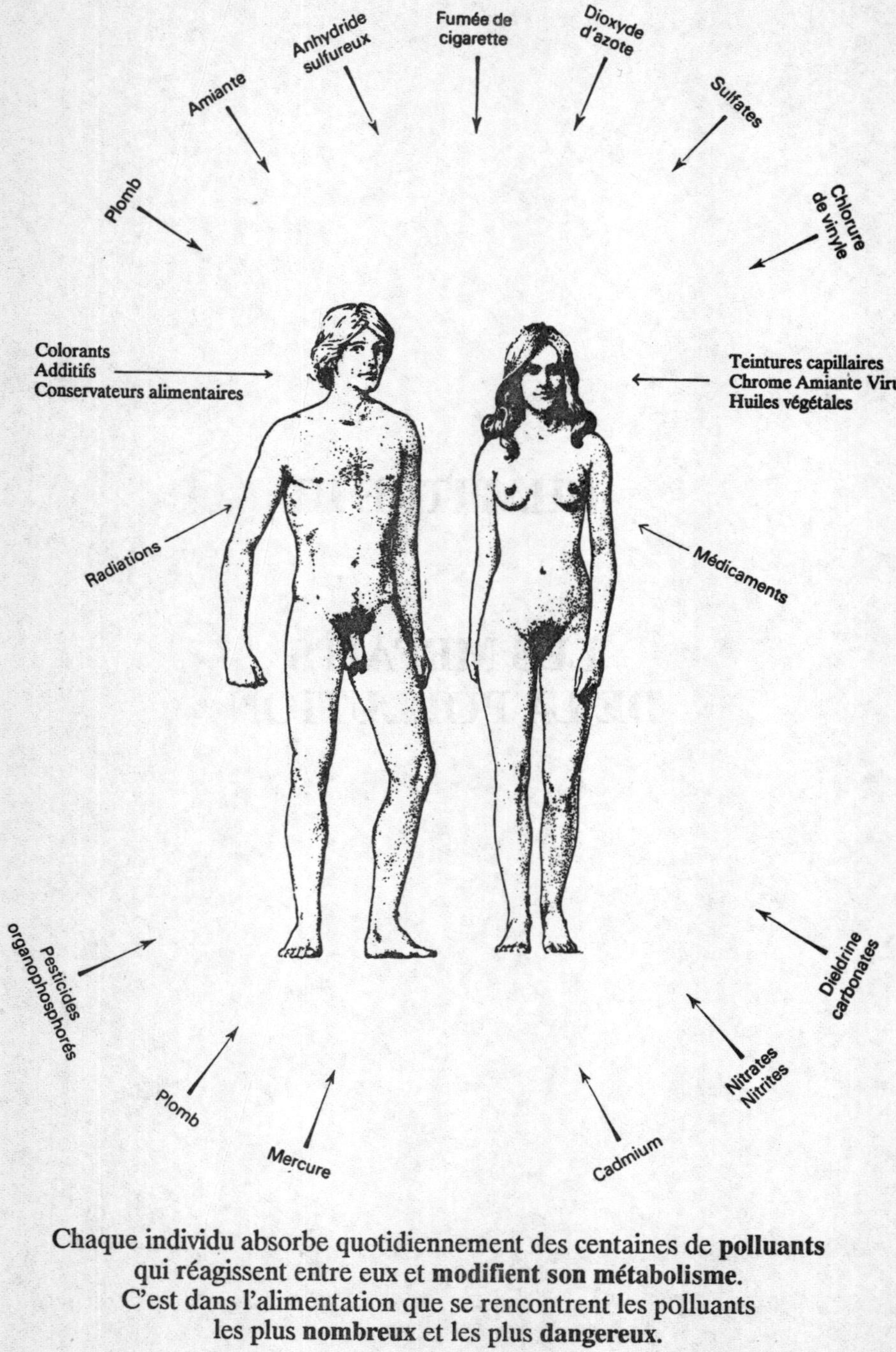

Chaque individu absorbe quotidiennement des centaines de **polluants** qui réagissent entre eux et **modifient son métabolisme.** C'est dans l'alimentation que se rencontrent les polluants les plus **nombreux** et les plus **dangereux.**

La pollution, ses différentes formes et ses effets

Pour traiter convenablement notre sujet, *Cancer et Alimentation*, il nous apparaît indispensable de parler de la pollution sous toutes ses formes car elle intervient directement ou indirectement au niveau de notre alimentation. La pollution chimique est *universelle*, omniprésente. Elle représente un facteur très important du processus d'apparition de nombreuses maladies dites de civilisation, dont en particulier le cancer.

Il y a plusieurs centaines de millions d'années, sous l'influence des végétaux, l'atmosphère terrestre s'est transformée en un certain mélange d'*oxygène, d'azote, d'argon, de gaz carbonique, et de vapeur d'eau. La vie est apparue*.

Depuis, grâce aux plantes, aux animaux, aux bactéries, le dosage initial destiné à perpétuer la vie a été maintenu avec une précision rigoureuse. Ces derniers absorbent les gaz et les restituent en quantité égale. Ces échanges constituent un ensemble équilibré, régi par des lois strictes : l'adaptation qui fait que chaque espèce trouve sa place propre. La loi de la diversité : plus il y a d'espèces sur un même territoire, moins il existe de risques de voir une espèce prendre le pas sur une autre. La loi de la sélection naturelle. La loi de la limitation de la population réalisée par les prédateurs. Ces lois sont des lois naturelles, formant un équilibre biologique stable, qui n'aurait jamais été détruit si l'homme depuis près d'un siècle, n'avait tout bouıeversé par une incroyable accession à la civilisation dite de progrès. Par suite du développement industriel sans précédent, accompli au cours des dernières décennies, le dosage initial, on le conçoit facilement, se trouve complètement modifié.

Mais il y a plus grave : les humains se sont multipliés durant cette période à une cadence effarante et de ce fait la première des pollutions est une *pollution démographique*. La médecine moderne, en faisant reculer la maladie et la mort, est pour une large part responsable du surpeuplement, sans qu'on puisse lui en tenir rigueur.

La *biosphère* n'est plus en mesure de nourrir l'espèce humaine. Les progrès de la technique, en favorisant une société de consommation de plus en plus exigeante, ont provoqué une pollution fantastique dont le commun n'a aucune idée. C'est à juste titre que l'on peut dire que la Terre est désormais malade des hommes. Ils l'ont éventrée, pillée, saccagée, anémiée, polluée. Notre planète est surpeuplée. Il y a sept mille ans, elle comptait environ 5 millions d'habitants. En 1850, il y en avait un peu plus d'un milliard. en 1930, les humains étaient 2 milliards. Actuellement ils sont plus de 4 milliards et demi. On en prévoit 7 milliards en l'an 2000, c'est-à-dire demain.

La plupart des scientifiques qui se préoccupent de ce problème de surpeuplement sont d'accord pour reconnaître que dans les conditions de vie actuelles, la Terre ne pourra plus faire vivre que 6 à 7 milliards d'habitants. Au-delà de ce chiffre, les problèmes de l'alimentation et de l'environnement seront insolubles. On se rend compte que l'homme a été victime d'illusions dangereuses, croyant que l'on pouvait développer à l'infini les sociétés industrielles, sans se soucier des lois de la nature. On ne peut prétendre à une croissance illimitée sur une planète limitée.

La *surpopulation* est un phénomène de pollution grave auquel les gens ne songent pas d'une façon générale. La quantité de déchets produite par un individu appartenant à une société hautement industrialisée est de plus de 500 kilos par an. Il est prévu que ce chiffre va tripler en l'an 2000, par suite de la multiplication des emballages des aliments et de l'utilisation du papier et des matières synthétiques. On ne peut plus parler de société de consommation, mais bien de société de gaspillage. Plus ce phénomène s'accroîtra, et il n'y a pas de raison pour qu'il en soit autrement, plus il y aura d'industries nouvelles qui pollueront l'air que nous respirons, les eaux des rivières et des lacs, la mer, les champs.

Il existe déjà une pollution excrémentielle très importante. Chaque année, 10 millions de Français et de nombreux étrangers se retrouvent sur les plages et prennent des bains. Or la pollution est considérable et tient au fait que les habitants des régions côtières continuent à se débarrasser de leurs déchets en les rejettant directement dans la mer. Le danger vient de ce que la pollution fécale, entraînée par les concentrations humaines et animales est, avant tout, une pollution bactérienne, parasitaire ou virale. En même temps que les excréments, ce sont de nombreux germes pathogènes que les égouts transportent aux abords de nos plages.

Une ville de 300.000 habitants rejette à chaque seconde un mètre cube d'eau résiduelle dont chaque millilitre contient de 2 à 3 millions de germes. De ce fait, la contamination de eaux littorales a déjà largement dépassé le seuil fixé par l'Organisation Mondiale de la Santé. L'eau de mer est considérée comme suspecte si elle contient plus de 5.000 *escherichia coli* par litre. Les escherichia coli sont une variété de colibacilles. Actuellement, on relève en bordure de nos côtes, auprès de nos stations les plus fréquentées, des taux bien plus importants qui peuvent aller jusqu'à 400.000 par litre et dépasser le million. Soit de 80 à 200 fois plus que les normes autorisées par l'O.M.S.

Ce colibacille, inoffensif dans l'intestin où il se trouve normalement, devient nocif quand il a franchi la barrière intestinale. Il passe alors dans le sang et provoque des infections génitales telles que les *vaginites - métrites - salpingites - cystites.* Il peut même provoquer des septicémies graves, parfois mortelles, des pyélonéphrites, des infections intestinales. Or, il ne s'agit que d'un seul colibacille !!! On peut donc supposer que des germes plus nocifs se trouvent également dans l'eau de mer.

En 1971, d'après des résultats d'analyses effectuées à la demande du ministère de la Santé publique, il ressortait que plus de la moitié de nos plages, soit 178 sur les 340 examinées, ne satisfaisaient pas aux normes définies par l'O.M.S. Ainsi, les millions de français qui prennent des bains de mer, chaque année, exposent leur santé à de graves dangers. En effet, les bains sont responsables, en outre, des *sinusites*, *otites*, *pharyngites*, *conjonctivites*, *angines*, des *hépatites virales*. Les tonnes d'excréments rejetés à la mer par les centres urbains peuvent provoquer des *stomatites*, des *vaginites*, des *candidoses*. Ces deux dernières maladies sont dues à des champignons inférieurs, les *candida*. Or on trouve jusqu'à 7.000 *candida* par litre d'eau de mer polluée. Les baigneurs s'exposent également à des maladies plus graves : *typhoïde* et *paratyphoïde*.

De plus, les intoxications causées par l'absorption des fruits de mer sont innombrables. Une huître filtre environ 100 litres d'eau par 24 heures. Elle concentre dans ses organes 70 fois plus de bactéries qu'il n'en existe dans la mer. Une moule peut contenir le quart et même le tiers de son poids en bactéries. L'opinion publique a été alertée à ce propos il y a six ans, puis bien vite rassurée par les pouvoirs publics qui ne pouvaient causer la ruine de milliers d'ostréiculteurs, en interdisant la vente des coquillages. Cela se comprend, et pourtant...!

L'air extérieur est de plus en plus pollué par certaines substances chimiques telles que :

Les aldéhydes, déchets gazeux des moteurs Diesel et à essence. *Le benzopyrène*, résultat de la combustion de nombreuses matières renfermant de l'anthracite, provenant également des moteurs et de la fumée de cigarette. *L'éthane* ou *éthylène*, produit par les industries du pétrole et des matières plastiques. *Le gaz carbonique*, déchet de combustion du charbon, du gaz naturel, des huiles, etc. dont la quantité est telle qu'elle perturbe le rayonnement de chaleur terrestre. *L'oxyde de carbone* provenant des moteurs, du chauffage domestique et des industries métallurgiques. Chaque année, un véhicule automobile produit 750 kgs d'oxyde de carbone !!! *Les hydrocarbures* produit des raffineries et des moteurs Diesel ou à l'essence. *L'oxyde d'azote*, *le fluor* et dérivés, *l'anhydride sulfureux*, *l'acide chlorhydrique*, *l'acide sulfurique*, *la suie*, *les poisons* contenus dans les poussières industrielles : *amiande, cadmium, béryllium,* etc.

La liste n'est pas limitative. Il existe quantité d'autres poisons que nous respirons tous les jours. Il serait fastidieux de les énumérer et d'autre part, la pollution de l'air apparaît très complexe. En effet, on ignore de quelle manière toutes ces diverses substances réagissent entre elles pour aboutir à des produits d'une toxicité extrême.

Les effets de différents gaz mélangés sont parfois additifs, parfois synergiques, parfois antagonistes. Le synergisme prédomine nettement, toutefois. On connaît bien les différentes manifestations des empoisonnements causés par certaines substances d'une manière directe sur l'organisme, mais très mal les effets à long terme de petites quantités de mélanges gazeux et de particules flottantes.

Parmi les substances précitées, plusieurs ont des propriétés *cancérogènes*. Entre autres, *le benzopyrène, la suie, l'amiante, le béryllium, le cadmium* etc. Tous les carbures benzéniques et les dérivés du *goudron de houille*, des huiles de *naphtes* sont *cancérogènes*. La plupart des organes respiratoires et autres absorbent ces substances qui passent dans le sang et provoquent une alerte *hypophysaire*. Cette dernière déclenche une production hormonale intense au niveau des glandes endocrines.

Imagine-t-on un seul instant la teneur de l'air ambiant en gaz provenant de la combustion du fuel domestique depuis que ce mode de chauffage équipe la plupart des immeubles des grandes villes ? Egalement la teneur en gaz toxiques de l'air suite à la combustion du pétrole par des millions de véhicules ? Il s'agit là d'une pollution invisible. De jour comme de nuit, l'air que nous respirons est archi-pollué par des substances cancérogènes et reconnues comme telles par des examens et des expériences faites en laboratoire sur des animaux. Comment l'organisme humain résisterait-il davantage que celui des animaux cobayes à de tels taux de pollution ?

Dans tous les pays, les pouvoirs publics ne peuvent que constater cette pollution atmosphérique et alimentaire qui ne cesse de croître. Il n'existe que peu de remèdes. Les états ne peuvent prendre les mesures draconiennes qui s'imposeraient sans mettre en péril l'économie du pays tout entier. En effet, si une interdiction frappait seulement l'utilisation de 1% des produits dont on a la certitude qu'ils sont cancérogènes, des milliers d'industries devraient disparaître. Cela n'est pas possible. Les procédés industriels, de locomotion et de chauffage se trouvent présentement être irréversibles dans notre société de consommation. C'est là, tout le drame de notre époque. Il faudra cependant que tôt ou tard, lorsque de nombreuses catastrophes seront survenues, les gouvernements prennent des mesures radicales pour préserver la santé et la survie de leurs sujets. Toute société qui ne tient pas compte de la santé de ses enfants ne peut envisager qu'un très sombre avenir.

La pollution *atmosphérique* entraîne la pollution au *sol* et par voie de conséquence la pollution *alimentaire*. Les tissus végétaux sont extrêmement sensibles à la pollution, davantage que les tissus animaux, sans que l'on sache exactement pourquoi. Les pertes agricoles et maraîchères sont importantes mais ne sont pratiquement pas recensées.

L'agriculture et le bétail sont directement atteints par des oxydes nitriques, l'anhydride sulfureux, les aldéhydes, le chlore, les fluorures, l'acide sulfurique, etc. qu'ils respirent et absorbent par suite du dépôt de ces substances sur les végétaux. On imagine sans peine les réactions chimiques qui peuvent se produire dans l'organisme des animaux, puis dans l'organisme humain qui consomme la viande de ces derniers.

Il ne s'agit là que d'une pollution indirecte, involontaire, mais que dire de celle directe provoquée par certains aliments distribués à certaines catégories de bétail !!! Je songe en particulier aux veaux et agneaux, aux porcs et volailles, et même au gibier élevé industriellement.

De même, certains aliments que nous considérons comme naturels peuvent présenter de sérieux dangers, du fait de leur stockage et de leur conditionnement. Sait-on par exemple que la *solanine*, alcaloïde contenu dans la pomme de terre, est un poison ? Evidemment, l'empoisonnement mortel par la *solanine* est pratiquement impossible mais la marge de sécurité est très faible. Or, les pommes de terre, exposées à la lumière fluorescente des supermarchés, fabriquent de la *solanine* à tel point qu'elles en contiennent cinq fois plus au bout d'une semaine.

On n'en finirait pas de citer des exemples et l'on sait que toutes les plantes réagissent en fabriquant des substances chimiques complexes. L'eau des rivières, des lacs, des mers, est polluée par les substances chimiques innombrables qui y sont déversées. Les produits alimentaires en provenance de ce milieu deviennent de moins en moins consommables. Le *mercure* et ses dérivés atteignent un taux alarmant dans la plupart des mers. La faune marine absorbe ceux-ci et à notre tour, nous les consommons. Or, il est démontré que le *mercure* inhibe les enzymes ou ferments permettant les différentes réactions chimiques dans le corps humain ou animal. Depuis l'avènement de l'ère industrielle, sait-on exactement quelle modification de la teneur de l'eau de mer existe en sels déversés dans celle-ci d'une manière continue et progressive ?

Par l'absorption des aliments marins, on provoque inévitablement des troubles enzymatiques et il se produit de ce fait une modification de terrain dans les tissus, prédisposant à toutes les maladies. Il en est de même par la consommation de viandes provenant d'animaux terrestres et de végétaux, par la consommation de produits alimentaires industriels. *Tout est lié par les lois du cycle biologique.* Ainsi par notre alimentation qui n'est plus naturelle, l'air que nous respirons, pollué au plus haut degré, par les multiples agressions que subit notre système nerveux, nous sommes tous voués à des maladies plus ou moins graves, à la limite au cancer.

La majorité des lacs français et européens sont tellement pollués que leurs eaux présentent de réels dangers. Même en Suisse, les eaux jadis cristallines du lac Léman et du lac de Constance s'opacifient à force de recevoir les effluents des usines et des villes riveraines. Que dire des rivières servant à drainer les déchets industriels ! Le Rhin, long de 1.300 kilomètres est appelé «l'égoût de l'Europe».

Les Hollandais, dans la région du delta, déclarent : La Hollande est la boîte à ordure de l'univers.

Les forêts elles-mêmes sont en danger par suite des émanations de produits chimiques tels que le fluor et les sulfures. Certaines races d'arbres sont en train de disparaître.

L'industrie est responsable à 45% de la pollution des eaux. Tous les déchets liquides toxiques comme les huiles de vidange, les goudrons, les phénols, les chromates, les cyanures, en s'infiltrant dans les sols, empoisonnent les nappes souterraines.

En Norvège, certaines fjords charrient des blocs compacts de détritus malodorants.

Les Etats-Unis produisent à eux seuls près de 50% des déchets industriels de la planète. Les pilotes de ligne américains affirment que presque toutes les villes sont masquées par une brume couleur de thé fort, visible à 100 kilomètres de distance. Les mêmes observations ont été faites par les cosmonautes américains et soviétiques.

La nature reçoit des dizaines de milliers de substances synthétiques dont un grand nombre sont imputrescibles : emballages en aluminium, plastiques, minéraux, capables de durer des milliers d'années ; couches de mazout qui entraînent des modifications dans les échanges thermiques au sein des océans, déchets radioactifs dont la toxicité persiste durant des siècles.

Actuellement en France, il y a environ 30.000 mètres cubes de déchets solides de faible radio-activité et 350 à haute activité, sous forme liquide. Les Etats-Unis sont en tête, avec quelques 400.000 mètres cubes, ainsi d'ailleurs que les soviétiques. En Europe, le stock de déchets double tous les 10 ans. De ce fait, on estime que notre poubelle atomique contient 2 millions de mètres cubes de résidus, dont 13.000 à haute activité en 1985. Les états ne savent que faire de ces résidus.

Ce phénomène de pollution généralisée est irréversible, malheureusement. On ne peut qu'en atténuer les effets dans une proportion infime et à condition que soient mis en brèche par les gouvernements responsables, les intérêts de certaines sociétés industrielles, de certains monopoles qui fort souvent sont d'état. Les pouvoirs publics réagissent timidement dans la mesure où ces immenses intérêts financiers participent généralement au financement des campagnes électorales. Tout le monde a encore présent à l'esprit le naufrage de l'Amocco-Cadiz, libérant quelques 220.000 tonnes d'hydrocarbures sur la côte bretonne. En 1976 l'*Argo Merchant* libérait 40.000 tonnes près du Cap Cod, une des zones de pêche les plus riches du monde. On ne compte plus les déversements accidentels d'hydrocarbures dans les océans, depuis une vingtaine d'années. En 1977, 25.000 tonnes de pétrole étaient libérées dans le milieu marin au champ d'Ekofisk.

Ces déversements accidentels ne représentent cependant que 6% des hydrocarbures introduits chaque année dans les mers du globe. Ces accidents sont spectaculaires et émeuvent l'opinion publique mais on ne parle jamais des rejets permanents chroniques dus aux activités humaines.

D'après des renseignements recueillis auprès du Centre National pour l'Exploitation des Océans, il ressort que ces rejets constituent plus de 90% du tonnage annuel déversé en mer. Ils proviennent des rivières, des raffineries côtières, des industries, des rejets domestiques, des retombées atmosphériques des quantités émises à partir de la terre. Ces dernières sont estimées à 600.000 tonnes par an.

Il faut faire une mention toute particulière de ces aérosols émis dans l'atmosphère qui contiennent des composés aromatiques volatils souvent cancérogènes dont 1.400 tonnes de Benzopyrène. Ces déversements du fait de l'homme peuvent provoquer des perturbations génétiques ou cancérogènes sur les animaux marins et sur les êtres humains.

Il n'y a pas que les hydrocarbures, d'ailleurs, qui polluent la mer. Ainsi la concentration en *mercure* relevée à la surface des eaux du port de Baltimore serait de 300.000 fois plus élevée que la concentration des eaux sous-jacentes déjà polluées. Les fractions les plus volatiles constituant des aérosols peuvent atteindre les écosystèmes situés très loin à l'intérieur des terres et en se fixant sur les récoltes contaminer les animaux et les hommes.

La pollution marine par les hydrocarbures a suscité un nombre considérable de travaux et de recherches. Il ressort de ces études que les hydrocarbures ingérés se fixent préférentiellement dans les tissus contenant d'importantes réserves lipidiques : le foie, le pancréas, la vésicule biliaire et également dans les lipoprotéines du plasma de tous les tissus cutanés et nerveux, conduisant à des nécroses ou des tumeurs après destruction des muqueuses.

Gardner en 1973, puis Barry et Yevich en 1976, ont montré l'apparition fréquente de néoplasmes chez les coquillages contaminés par les fractions solubles et insolubles de pétrole du Texas et de Louisiane ou de néoplasmes gonadaux et hématopoiétiques chez 29% des animaux collectés sur les côtes de l'Etat du Maine, polluées en permanence par les hydrocarbures.

Les nécroses apparaissent dans les gonades, le système nerveux central, les intestins, le foie, et la rate des poissons et des mammifères marins. Elles seraient dues à l'effet simultané des hydrocarbures et des métaux tels que le *cadmium* et le *plomb*.

La concentration de *benzopyrène* relevée dans les organismes marins atteint près de 400 ppm au voisinage des côtes les plus industrialisées. Il existe donc un risque de contamination de l'homme à partir de produits de la mer ingérés.

12% d'un échantillon de 16.000 soles de la baie de San Francisco présentaient environ 33 tumeurs par individu pêché aux abords de rejets d'industries pétrochimiques. Nelson et Lowett ont étudié le comportement du *plutonium* rejeté par les usines de retraitement dans la mer d'Irlande, à proximité de l'usine de Windscale. Il s'agit d'un métal particulièrement toxique du fait de sa radio-activité. On ne le trouve dans la nature qu'à l'état de traces, mais il est actuellement produit dans les réacteurs nucléaires classiques. Nelson et Lowett ont montré que 95% du Plutonium passe dans les sédiments, le reste étant entraîné au gré des flots.

Qui ne se souvient de l'explosion qui se produisit le 10 juillet 1976 à Seveso (Italie), à l'usine ICMESA, libérant dans l'atmosphère du *trichlorophénol* et d'importantes quantités de *dioxine*. On a la preuve que ce produit défoliant s'est répandu très loin de Seveso par les nappes souterraines. Durant la guerre au Vietnam, ce produit fut utilisé par les américains et fut retrouvé dans le foie de poissons vivant dans des lagunes situées à 300 kilomètres des lieux arrosés par les défoliants. Non loin de Seveso, à Cesano Moderno, de nouveaux cas de pollution apparaissent à propos d'une usine, l'ACNA, où l'on manipule de la *dichlorobenzine*. On y signale de nombreux cancers de la vessie -120 cas mortels. Le gouvernement américain a mis la *dichlorobenzine* sur la liste des 14 substances cancérogènes pour l'homme.

En ce qui concerne la *pollution atmosphérique* outre celle produite par les aérosols naturels émis par les volcans, la mer, les incendies de forêts, il faut souligner celle beaucoup plus importante causée par des centaines d'aérosols artificiels toxiques de provenance industrielle. Ces aérosols artificiels dangereux vont des *solvants benzéniques* au *DDT*, en passant par des produits de combustion dégagés par les véhicules automobiles, la métallurgie, les mines, les usines chimiques.

La pollution de l'atmosphère par l'aérosol de *plomb* produit par l'addition de *plomb* comme antidétonant dans le supercarburant, inquiéta tellement les autorités américaines dans les années 60, que cette addition fut réglementée sévèrement. En France, rien n'a été fait dans ce domaine et c'est pourquoi, près de Paris et dans le Nord, on trouve des concentrations qui dépassent celles autorisées pour que l'eau de boisson soit consommable. Il faut le dire : dans ces régions, l'eau est toxique. Il existe aussi d'autres aérosols encore plus dangereux que nous respirons tous les jours, entre autres ceux qui contiennent des particules d'*amiante* cancérogène et de *cadmium-beryllium*-fluor-*baryum-uranium-strontium*, etc., métaux diffusés dans l'air par différents types d'industries, ou en provenance de matériaux fabriqués contenant ces métaux.

Il existe des *lieux à cancer*, lieux situés en général près de cours d'eau, de ponts, de fissures souterraines. Il ne faudrait pas croire que ces lieux sont des endroits maudits. Il n'y a là rien de mystérieux lorsque l'on sait d'après les études faites récemment que dans certaines roches ou murs de maisons, il y a environ 1 à 10 grammes d'*uranium* par tonne, engendrant du radium qui engendre à son tour du *radon*. Ce gaz, en quatre jours environ, émettra 1 atome-cm2 par seconde. Si la pression atmosphérique baisse, le *radon* sortira plus vite que d'habitude des fissures du sol ou des roches et chaque atome de *radon* engendrera 1 atome de *radium* A ou *polonium* 218, solide. Il n'est donc pas étonnant que l'on signale des tumeurs malignes chez les habitants de tels lieux surtout si le climat est froid et humide, ce qui favorise la stagnation et la concentration.

Toutes les villes situées dans des cuvettes, à proximité de concentrations industrielles comme Rouen, Paris, Lyon, sont des lieux de prédilection pour l'apparition de cancers. Comme si cela ne suffisait pas, la réalisation de centrales nucléaires, quoiqu'en disent les pouvoirs publics, viendra prochainement augmenter les risques de pollution des rivières et des mers.

«Le taux de désintégration du Plutonium 239 atteint vingt-quatre mille ans. Il faudrait donc l'isoler pendant deux cent cinquante mille ans».

Partout où l'on a construit des barrages géants, la terre commence à trembler. *Les oxydes sulfuriques et nitriques* produits par les moteurs mais aussi par les volcans, les incendies de forêts, la combustion du charbon, ont provoqué une importante augmentation de l'acidité de la pluie depuis 10 ans. C'est ainsi que, lorsqu'il pleut, il pleut de l'*acide sulfurique*. Ce sont les paysans et leurs terres qui sont les premiers victimes de cette pollution et par voie de conséquence la majeure partie des animaux et nous-mêmes qui consommons les nourritures animales et végétales.

En vérité, l'organisme humain possède une résistance absolument prodigieuse. Soumis depuis quelques décennies à un rythme sans cesse croissant d'agressions de toutes sortes, il tient bon. Dans le monde entier, le nombre des décès dus à la maladie régresse. La durée moyenne de vie a augmenté dans des proportions notables. Il est vrai que les épidémies qui emportaient des populations entières ont pratiquement disparu et que, dans l'ensemble, on ne meurt plus de misère physiologique sauf en de rares régions. Mais peut-on prétendre raisonnablement que l'organisme humain s'est adapté à ces nouvelles conditions de vie ? Je ne le pense pas un seul instant.

Si, grâce aux progrès de la médecine, certaines maladies ont disparu, d'autres beaucoup plus graves les ont remplacées. En particulier les affections cardio-vasculaires et les différentes formes de tumeurs malignes. En outre, la sélection naturelle ne s'opère plus comme par le passé. Le nombre des handicapés ne cesse d'augmenter, causant une charge très importante pour l'ensemble des sociétés. Il en est de même des aliénés majeurs dont le nombre ne cesse de grandir. Et que dire des formes d'aliénation qui ne nécessitent pas le retrait de la communauté, des individus qui en sont atteints !

Sait-on combien d'individus atteints de troubles psychiques accentués, vivent en toute liberté et représentent ainsi un danger pour l'ensemble de la société ! En fait, on a prolongé la vie de millions d'individus, qui en d'autres temps, en d'autres circonstances, auraient naturellement disparu de la surface de notre planète. Ce qui est aberrant, c'est que ces anormaux, bien souvent, procréent, engendrant d'autres anormaux.

Je suis absolument convaincu que nous vivons actuellement une période intermédiaire, provisoire, de rémission. Dans quelques années, l'organisme humain paiera son tribut aux modifications invraisemblables apportées aux conditions de vie, par ce que certains osent nommer le progrès. Le *cancer*, ne serait-il pas, en définitive, *un mal de civilisation* ?

Le processus d'auto-destruction de l'espèce semble inéluctable si l'on ne parvient pas dans un délai très court, à maîtriser les techniques. Une prise de conscience de cette nécessité doit se réaliser à l'échelon mondial, puis il faut s'opposer à toute technique nouvelle mettant en danger la sécurité des individus.

CHAPITRE IV

LA POLLUTION ALIMENTAIRE EN ACCUSATION

Les Agents promoteurs

Une mise en cause éventuelle : le lait et ses dérivés, en tant que «promoteurs» de la cancérisation.

C'est en 1947 que deux chercheurs américains, Elisabeth et James Miller, émirent l'idée que les substances cancérogènes de l'environnement n'induisent pas directement un cancer mais indirectement par suite de leur métabolisme dans l'organisme.

Ces substances agissent en tant que «promoteurs». Parmi celles-ci, citons :

Les hydrocarbures polycycliques que l'on rencontre dans les goudrons de la fumée de cigarette, susceptibles de provoquer des cancers des bronches, de la peau, de la vessie, de la prostate.

Le benzène et les dérivés benzéniques utilisés comme solvants dans les peintures, responsables du cancer de la moelle osseuse.

Le chlorure de vinyle utilisé dans l'industrie des matières plastiques et procurant un cancer du foie.

L'aflatoxine, produit d'une moisissure, procurant également un cancer du foie.

Les produits de pyrolyse du triptophane et de la lysine apparaissant sur les viandes et poissons passés au gril et induisant un cancer de l'estomac.

Cette liste n'est pas limitative.

Une telle idée de substances chimiques modifiées dans l'organisme et donnant des métabolites ultimes cancérogènes est vérifiée par différentes expériences et en particulier par celle consistant à administrer à un animal des amines et amides aromatiques soit par voie orale, soit en injections intraveineuses ou intrapéritonéales. Quelle que soit la forme d'administration, les tumeurs se rencontrent systématiquement dans le foie ou la vessie.

Les professeurs M. Daune et M. Fuchs de Strasbourg ont montré que ces métabolites ultimes se fixent sur l'A.D.N. La structure de l'A.D.N. se trouve, de ce fait, localement modifiée sur une distance de plusieurs nucléotides et le risque de mutation devient élevé.

De très nombreuses substances chimiques agissant en tant que promoteurs se rencontrent dans l'alimentation et leur absorption prolongée peut induire très certainement des tumeurs malignes.

Le lait et ses dérivés

L'aliment le plus consommé au monde, le lait, contient nombres de substances chimiques qui peuvent agir en tant que promoteurs de la cancérisation.

La pollution du lait est due à l'activité industrielle, génératrice d'aérosols que les animaux absorbent. Le lait n'est pas le seul contaminé mais c'est l'aliment absorbé dès les premiers moments de la vie d'un individu et que ce dernier absorbe durant pratiquement toute son existence et souvent en grande quantité lorsqu'il vieillit. On peut découvrir dans le lait de vache : *du bicarbonate de soude, de l'acide borique, du bichromate de potasse et de l'aldéhyde formique*. Ces substances étrangères sont des antiseptiques, des caustiques. Elles y sont par la main de l'homme. Mais quantité d'autres substances étrangères peuvent se retrouver dans le lait. Ce sont : *les antibiotiques* et *sulfamides* administrés aux animaux malades, *le fluor*, contenu dans certains engrais, *l'acide sulfurique* provenant de la pollution industrielle, *les aldéhydes* de même provenance, *les nitrates* et *les nitrites* en provenance des engrais, *le benzopyrène*, produit de la combustion des essences et de l'anthracite, *le mercure* sous forme de dérivés mercuriels.

Toutes ces substances sont absorbées pratiquement chaque jour en plus ou moins grandes quantités par les animaux dans les champs et pâturages mais également dans les céréales et aliments divers.

Parmi celles-ci les nitrates, nitrites et le benzopyrène possèdent des propriétés cancérogènes reconnues. Les composés nitrés dus à des réactions entre les nitrites et les amines secondaires, dérivés de l'urée, constituent des risques cancérogènes majeurs. D'autre part, il apparaît que le lait de vache ne contient pas suffisamment de principes vitaminiques indispensables à l'organisme, en particulier la vitamine A et la vitamine C. Il y aura donc **carence** d'autant plus accentuée que l'on sait que ces vitamines et une partie des vitamines du groupe B disparaissent complètement ou en partie par suite de l'ébullition et des procédés de conservation. Cette carence vitaminique va entraîner un déficit enzymatique, hormonal, et peut donc provoquer une modification cellulaire, en fin de chaîne. Or les vitamines A et C et certaines du groupe B constituent des éléments de prévention du cancer. Le lait est un aliment dangereux.

En outre, il y a lieu de faire remarquer que l'absorption des substances chimiques précitées par les animaux provoque dans leur organisme des réactions chimiques instables et nul ne peut dire à quelle formule on aboutira de façon précise et définitive qui se retrouvera dans le lait. Ces substances transformées sont capables de produire dans l'organisme humain des combinaisons chimiques encore plus complexes.

Ainsi on a pu constater que le litre de salive journellement sécrété contient des nitrites d'origine inconnue à raison de 2 à 10 parties par million. Outre le grand nombre d'amines et autres composés capables d'être nitratés, la flore intestinale sécrète en permanence des diamines comme la cadavérine et la putrescine convertibles en composés cycliques comme la pyrodiline et la pipéridine dont les dérivés nitrés peuvent avoir des effets cancérogènes sur les animaux.

La majorité des chimistes ont mis en évidence qu'en cas d'infection fongique des aliments de grandes quantités de toxines apparaissent et tout spécialement l'**aflatoxine**.

La stérigmatocystine, l'ochratoxine A et l'acide cyclopiazonique sont des toxines de ce groupe qui peuvent toutes être cancérogènes. Les propriétés cancérogènes des **mycotoxines** sont telles qu'une infime quantité seulement est tolérable dans les aliments.

Dans le cas où l'infection fongique est poursuivie et notamment sur la caséine du lait, sous l'influence de ferments lactiques naturels tels que la présure, le bacillus acidi lactici ou artificiels, de façon à produire des fromages, tout semble se compliquer sérieusement.

Des mycotatines apparaissent, toxines extrêmement dangereuses pour l'organisme, en particulier : l'aflatoxine. L'administration américaine Food and Drug Administration s'est émue des conséquences de la consommation des produits fermentés sur l'organisme. Convaincue de ce que les aliments pouvaient avoir des effets cancérogènes, elle a établi des règles strictes pour leur contrôle et a fixé le taux admissible d'aflatoxine à 20 parties par milliard. Il n'existe aucun contrôle de ce genre, en France.

La bière

Après le lait et le vin, la bière est certainement la boisson la plus consommée en Europe. Si le lait constitue la boisson des enfants et des vieillards, la bière, elle, représente la boisson soi-disant idéale des adultes bien portants.

L'hebdomadaire allemand «Der Stern» a révélé qu'une étude effectuée sur cent onze bières allemandes prouve qu'elles renferment des nitrosamines dont l'action cancérogène est indiscutable. De semblables études ont été faites ces dernières années en France non seulement sur les bières mais sur toutes les boissons. Les résultats de ces travaux attendus avec beaucoup de curiosité, comme par hasard, n'ont jamais été publiés, alors que cinq années se sont écoulées.

En attendant ces résultats, je tiens à signaler que les bières étrangères sont particulièrement à redouter. Elles contiennent, suivant les pays de fabrication : *du bromate de potassium (Grande-Bretagne), des sulfates de calcium et de zinc, du formaldéhyde, de l'acide lactique, du polyvinyl polypyrrolidone, du polyamide nylon, du tanin, de la bentonite, de l'anhydride sulfureux, de l'acide ascorbique, de l'hydrosulfite de soude, du diéthyl-pyro-carbonate, du gallate d'octyle, des produits d'amélioration de la mousse (sels de métaux lourds) et des nitrosamines* (voir ce mot). Comment

prétendre après cela que la bière est une boisson s
toute récente étude réalisée par le FIRC (Fonds
Recherche sur le Cancer) en Grande-Bretagne co
l'absorption de 3,5 litres de bière par semaine multiplie par 3 le risque de cancer du pancréas. Cette étude menée sur quatre années, à Londres, Leeds et Oxford après de 216 patients atteints de cancer du pancréas, comparée à un groupe de contrôle de 279 personnes, accuse directement la bière en tant que facteur d'induction du cancer. Sont mises en causes : *les nitrosamines*.

Le vin

La plus saine et la plus hygiénique des boissons contient tellement de substances chimiques diverses qu'il est impossible de les citer toutes dans cet ouvrage. Le vin contient, lui aussi, des nitrates et nitrites qui se transforment dans l'organisme en nitrosamines, d'autant plus facilement que le degré alcoolique est élevé.

Les nitrates

Il n'existe pas de réglementation, en France, concernant la teneur des légumes en nitrates. La dose admissible journalière fixée par l'Organisation Mondiale de la Santé (O.M.S.) est de 300 mg, soit 2 g par semaine. Or, sait-on qu'une portion de salade de 100 g contient 400mg de nitrate environ.

Les nitrates sont faiblement toxiques. Ils sont diurétiques, peuvent provoquer de l'hypertension et perturber le fonctionnement de la thyroïde. Le danger provient de ce que les nitrates se transforment en nitrites dans l'organisme, lesquelles se transforment en nitrosamines dont on a mis en évidence le pouvoir cancérogène.

Il faut également faire remarquer que les nitrates sont utilisés pour le salage du beurre, des viandes et comme agents conservateurs dans les pays de la communauté économique européenne depuis le 24 octobre 1964. A l'examen du tableau, on constatera que les légumes dont la teneur en nitrates est la plus élevée sont : les salades, le radis rose, le céleri en branche, les bettes, les betteraves rouges, les épinards, les navets.

TENEUR DES LEGUMES EN NITRATES ET NITRITES EN FRANCE

Aliment prêt à être consommé	Nombre d'échantillons analysés	Nitrites (exprimés en NO_2-Na)			
		% échantillons positifs	Valeur moyenne mg/kg	Valeur minimale mg/kg	Valeur maximale mg/kg
Asperges	17	80	1,3	0,2	2,5
Asperges (boîte)	20	85	0,5	0,3	0,8
Betteraves rouges	85	67	5	0,8	29
Bettes	20	80	2,5	0,1	9,1
Carottes crues	80	77	2,3	0,1	42
Carottes cuites	40	74	2,8	0,1	30
Carottes (boîte)	20	95	2,1	0,1	5,6
Choucroute (boîte)	40	97	1,7	0,1	6
Choux verts	94	52	1,6	0,2	15,1
Choux-fleurs	53	66	2,6	0,2	22
Choux rouges	30	64	3,4	0,8	14
Choux de Bruxelles	30	97	1,2	0,2	4
Concombres	63	68	12	0,2	96
Champignons de Paris crus	10	50	2,6	2,0	3,0
Champignons de Paris (boîte)	20	50	1	0,7	1,7
Céléris en branche	10	50	1	0,8	1,3
Céleris-rave	31	90	5	0,4	68
Endives crues	86	64	1,6	0,1	15
Épinards frais	41	77	4,8	0,4	26
Épinards (boîte)	15	100	2,1	0,8	5,0
Fonds d'artichauds	40	67	2,1	0,1	5,2
Germes de soja	10	50	1,8	1,0	2,0
Haricots verts	66	75	8	0,5	90
Navets	40	72	2,3	0,1	28
Oignons crus	63	44	1	0,2	9
Oignons cuits	30	60	1,55	0,1	19,7
Petits pois frais	18	94	1,1	0,1	4,2
Poireaux	96	67	7	0,1	98
Pommes de terre	116	70	2,4	0,2	18
Radis rose	139	66	11	0,3	185
Salsifis	20	70	4,6	2,5	10,5
Tomates crues	62	72	0,7	0,1	3,2
Concentré de tomates	65	40	1	0,3	2,0
Salades vertes					
Batavias	53	60	8	0,1	110
Chicorées frisées	48	60	13,2	0,8	79
Laitues	173	78	13	0,1	192
Salades romaines	16	100	0,6	0,3	2

Aliment prêt à être consommé	% échantillons positifs	Nitrates (exprimés en NO_3-K)		
		Valeur moyenne mg/kg	Valeur minimale mg/kg	Valeur maximale mg/kg
Asperges	100	38,1	4	91
Asperges (boîte)	100	43,5	5	170
Betteraves rouges	100	3 480	480	8 970
Bettes	100	3 307	390	6 270
Carottes crues	96	299	2	2 235
Carottes cuites	100	301	19	845
Carottes (boîte)	100	311	80	585
Choucroute (boîte)	100	268	52	651
Choux verts	98	260	4	1 290
Choux-fleurs	95	174	5	1 256
Choux rouges	100	538	125	951
Choux de Bruxelles	90	36,4	2,5	158
Concombres	100	255	2	1 130
Champignons de Paris crus	100	22	8	57
Champignons de Paris (boîte)	100	35	10	61
Céléris en branche	100	2 155	102	5 200
Céleris-rave	100	368	3	2 570
Endives crues	94	57	2,1	337
Épinards frais	100	721	59	1 872
Épinards (boîte)	100	801	70	2 630
Fonds d'artichauts	90	59	8	170
Germes de soja	50	5,6	3,0	140
Haricots verts	98	250	2	1 015
Navets	100	655	65	3 802
Oignons crus	73	38	4	140
Oignons cuits	93	58,1	3	160
Petits pois frais	94	17,5	2	50
Poireaux	95	306	5	2 030
Pommes de terre	99	234	2	1 940
Radis rose	99	4 240	4,6	13 320
Salsifis	100	135	7,6	246
Tomates crues	93	54	2,2	960
Concentré de tomates	89	72	2	370
Salades vertes				
Batavias	100	2 370	200	5 330
Chicorées frisées	98	1 297	15	7 935
Laitues	100	2 220	190	6 600
Salades romaines	100	2 527	88	6 236

TENEUR DE LA CHARCUTERIE EN NITRATES ET EN NITRITES EN FRANCE

Aliment prêt à être consommé	% échantillons positifs	Nitrates (exprimés en NO_3-K)		
		Valeur moyenne mg/kg	Valeur minimale mg/kg	Valeur maximale mg/kg
Jambon de Bayonne	100	183	17	1 238
Jambon de Montagne	94	266	6	1 322
Jambon de Paris	97	263	4,1	1 500
Pâté de foie (boîte)	100	34	22	43
Pâté de foie en vrac	100	298	9	689
Pâté de campagne (boîte)	100	58,2	14	133
Saucisses fraîches	90	295	2,9	2 517
Saucisses de Francfort	100	419	100	3 034
Saucisson à l'ail	100	404	29	915
Saucisson sec	100	52,9	2,4	300
Saucisson à cuire	80	287	11,7	1 886
Rillettes	90	141	2	662

Aliment prêt à être consommé	Nombre d'échantillons analysés	Nitrites (exprimés en NO_2-Na)			
		% échantillons positifs	Valeur moyenne mg/kg	Valeur minimale mg/kg	Valeur maximale mg/kg
Jambon de Bayonne	23	87	21	0,1	125
Jambon de Montagne	17	94	51	1	276
Jambon de Paris	37	81	29	1	144
Pâté de foie (boîte)	5	100	6	5	8
Pâté de foie en vrac	5	100	13,3	5,2	26,3
Pâté de campagne (boîte)	5	80	5	4	6
Saucisses fraîches	20	55	38,6	1,0	228
Saucisses de Francfort	10	90	40,7	4	204
Saucisson à l'ail	10	100	27	3,4	53
Saucisson sec	24	92	13,8	0,7	50
Saucisson à cuire	10	30	14,1	9,2	17,2
Rillettes	10	50	35	0,6	173

TENEURS DES FROMAGES EN NITRATES ET NITRITES EN FRANCE

Aliment prêt à être consommé	Nombre d'échantillons analysés	Nitrites (exprimés en NO_2-Na)			
		% échantillons positifs	Valeur moyenne mg/kg	Valeur minimale mg/kg	Valeur maximale mg/kg
Camembert	30	43	2,5	1	9
Édam	20	100	2,7	1	5,4
Fromage de Hollande	10	100	0,9	0,4	2
Fromage des Pyrénées	10	100	0,6	0,3	1
Fromage fondu	30	63	1,5	0,5	4
Saint-Nectaire	30	100	1,6	0,1	4,3

Aliment prêt à être consommé	Nitrates NO3-K			
	% échantillons positifs	Valeur moyenne mg/kg	Valeur minimale mg/kg	Valeur maximale mg/kg
Camembert	100	26,1	4	66
Édam	95	44	9	84
Fromage de Hollande	100	38,8	12	91
Fromage des Pyrénées	80	6,3	2	20
Fromage fondu	87	26,9	7	70
Saint-Nectaire	87	28,5	2	90

Tableaux établis par l'Office National de la Qualité Alimentaire

Les nitrites

La dose journalière admissible pour l'homme est de : 0,133 mg/kg du poids corporel. Ainsi par exemple, un individu pesant 65 kgs ne doit pas absorber plus de 86,45 mg. C'est-à-dire moins d'un gramme. La dose mortelle étant de 2,5 gramme.

Les légumes les plus riches en nitrites sont : les salades (plus spécialement la laitue), le radis rose, les concombres, les betteraves rouges, les épinards, les haricots verts.

Les nitrites ne se trouvent pas seulement dans les légumes mais également dans les viandes en conserve, et sont utilisés comme agents conservateurs dans les denrées à base de poisson, dans le poisson en saumure et le poisson congelé, et dans les viandes et denrées à base de viande pour empêcher le développement des micro-organismes responsables du botulisme. On les rencontre donc dans la charcuterie.

Les nitrites provoquent la transformation de l'hémoglobine en méthémoglobine. Elles modifient l'action de nombreuses enzymes, réagissent avec des protéines ou des lipides, provoquent la destruction de nombreuses vitamines (vitamines A, vitamines B1), modifient le fonctionnement de la thyroïde.

Les nitrites présentent des propriétés mutagènes et cancérogènes (rapport de la Food and Drug Administration) F.D.A. américaine qui a publié les résultats d'une étude au sujet de la toxicité de ces produits. Curieusement, le nitrite de sodium est interdit dans l'alimentation de toutes les espèces animales par réglementation de la C.E.E.

Les nitrosamines

Les nitrosamines sont de puissants cancérogènes. Elles provoquent des tumeurs cancéreuses du poumon, du foie, du rein, de l'estomac, du pancréas, de l'oesophage, de la vessie, du cerveau. Les nitrosamines sont soit présentes dans les aliments, soit synthétisées dans l'organisme à partir de nitrates et de nitrites apportées par l'alimentation dans les voies digestives.

Les aliments les plus riches en nitrosamines sont : *les bières blondes et brunes, les produits de charcuterie, les fromages, les poissons fumés, les produits de charcuterie fumés.*

Les amines pouvant réagir avec les nitrites de l'alimentation pour donner des nitrosamines sont : les produits de dégradation des protéines en cas de putréfaction, cuisson, conservation, les résidus de pesticides et les médicaments de type amines.

3 millions de Français reçoivent une eau trop chargée en nitrates

Les engrais azotés sont à base de nitrates. Sous l'effet des bactéries, ces nitrates se transforment en nitrites. Les nitrites agissant sur les amines secondaires donnent des nitrosamines.

De nombreuses études expérimentales démontrent que les nitrosamines sont cancérogènes : cancers de l'estomac analogues à celui de l'homme chez l'animal de laboratoire. L'absorption de nitrates alimentaires provient soit de conservateurs, soit des sols sur lesquels ont poussé les produits consommés (ces sols sont littéralement gorgés d'engrais à base de nitrates), soit de l'eau. En effet, les nitrates pénètrent à l'intérieur des sols jusqu'aux nappes phréatiques qui constituent de véritables mers souterraines au renouvellement très lent et dans lesquelles puisent de plus en plus les distributeurs d'eau potable et non potable. On assiste alors à un phénomène incroyable de pollution débile : les fruits et légumes, les céréales déjà contaminés par les nitrates sont arrosés par des eaux contenant une importante concentration de nitrates.

Les animaux d'élevage consomment de l'herbe et des céréales contenant une proportion importante de nitrates et également de l'eau polluée par ces mêmes nitrates. Au stade de la consommation, chacun de nous absorbe donc : les nitrates contenus dans les céréales, les fruits et les légumes, les nitrates contenus dans les eaux de boisson, les nitrites contenues dans le lait et les viandes, les nitrates contenus dans les conservateurs, -lesquels nitrates et nitrites se transforment dans notre organisme en nitrosamines cancérogènes-, les nitrosamines contenues dans les viandes et poissons congelés et surgelés. En conclusion : les nitrates, nitrites, nitrosamines sont omniprésents.

Ajoutons à ce sombre tableau, la présence de sels de potassium dans certains engrais largement répandus. Or, le sulfate de potassium, en particulier, favorise l'apparition de fibromes, tumeurs bénignes et malignes.

On a constaté qu'un très grand nombre de nitrosamines, substances chimiques simples, ont une affinité pour un organe particulier : les unes provoquent presque uniquement des cancers de l'oesophage, d'autres des cancers du poumon, d'autres des cancers du foie chez les animaux d'expérience.

Le cancer de l'estomac tue environ 12.000 personnes par an en France, ce qui représente plus du tiers de la mortalité par cancer digestif.

Toutes les études épidémiologiques, anatomiques et expérimentales ont permis d'établir que le rôle de l'environnement était prépondérant dans le processus d'apparition des tumeurs malignes du tube digestif.

Un japonais très exposé qui émigre dans un pays comme les Etats-Unis où le risque est moins grand, demeure exposé mais sa descendance l'est beaucoup moins. Cela prouve que l'environnement et les habitudes alimentaires jouent un rôle très précoce dans la vie des individus.

A propos de la pollution de l'eau, malgré quelques efforts réalisés, on peut affirmer que les nappes phréatiques contiennent de plus en plus de nitrates provenant des engrais. Au bas mot, ce sont plus de 3 millions de français qui reçoivent à leur robinet une eau dont les teneurs en nitrates dépassent le seuil de 50 mg/litre fixé comme maximum admissible par la communauté européenne. Déjà, en 1985, le bilan de la mission «eau-nitrates» du ministère de l'Environnement, faisait état de ce chiffre de 3 millions. La progression de la pollution des eaux par les nitrates avait été considérables entre 1981 et 1984. Les régions les plus touchées sont le Centre, le Poitou-Charente, le Midi-Pyrénées et la Bretagne dont les teneurs ont fait un bond de 50%. Certains usagers reçoivent une eau de plus de 100 mg/litre, surtout en Bretagne et dans les pays de la Loire.

Il est pratiquement impossible d'éliminer industriellement les nitrates d'une eau de distribution publique collective. Tous les procédés utilisés jusqu'à ce jour n'ont pas donné les résultats escomptés. Dans certains cas, le remède est pire que le mal (résines échangeuses d'ions ou autres procédés). Le traitement biologique par adjonction de carbone, sucres composés lactés, présente l'inconvénient de dénaturer l'eau de boisson. Le traitement physico-chimique par échange d'ions permet de meilleurs

LA FRANCE DES EAUX POLLUÉES

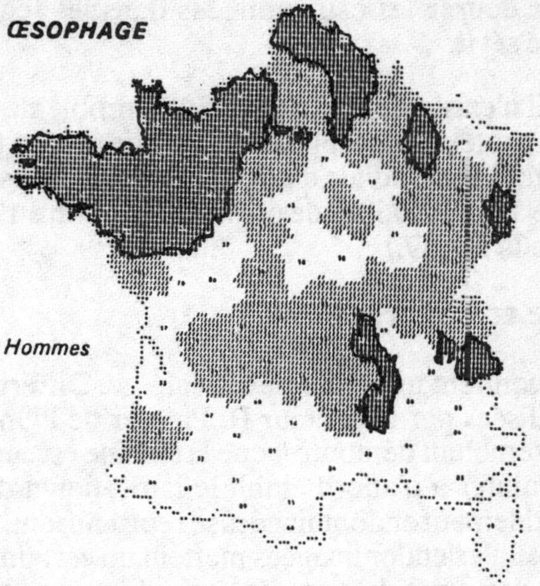

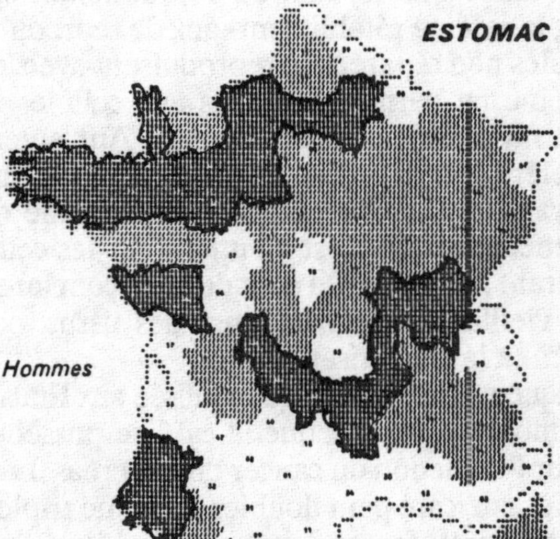

Localisés plus particulièrement en Bratagne et en Normandie, les cancers de l'oesophage et de l'estomac sont associés à la consommation d'eau polluée par les nitrates.
En gris clair : en-dessous de 50% de décès
En gris foncé : plus de 50% de décès

résultats : 95 à 99% de la teneur en nitrates, mais ce procédé est coûteux et il faudrait des milliards de nouveaux francs chaque année pour épurer les eaux polluées dans les régions où ce phénomène sévit.

En fait, il n'existe aucune solution à ce problème car l'usage des engrais azotés ou phosphatés s'étend de plus en plus. Ainsi, la consommation mondiale d'engrais chimiques s'est accrue de 607% entre 1945 et 1968 et de plus de 500% entre 1968 et 1986 (rapport de la F.A.O.)

Caféine et Pancréas

Le café contient un alcaloïde : la caféine. Différentes expériences réalisées par le docteur R. Painter de l'Université de Californie semblent démontrer que la caféine est cancérogène. En effet, Painter a d'abord établi le taux auquel des cellules expérimentalement endommagées se reproduisent. Il a constaté que les cellules endommagées mettent un certain temps à se réparer et donc que le taux de reproduction est plus lent. Toutefois, la caféine rétablit leur taux de reproduction normal et les cellules non réparées se reproduisent avec leurs défauts.

La caféine ne permet donc pas aux cellules lésées de se réparer et favorise leur multiplication. Autrement dit, la caféine accélère la cytopoièse et les risques de mutation sont élevés. Ayant un pouvoir mutagène, la caféine devient ainsi cancérogène. Son action est identique sur les cellules normales, accélérant la mitose. On peut donc en conclure qu'elle provoque un vieillissement prématuré des tissus, ouvrant peut-être la porte à la cancérisation.

Une enquête épidémiologique réalisée aux Etats-Unis depuis dix ans semble démontrer que la caféine possède une action certaine sur l'induction du cancer du pancréas. La consommation régulière de café peut doubler et même tripler les risques de développer cette forme de cancer. Une étude menée sous la direction du docteur Brian Mac Mahon du département d'épidémiologie de la Public School Health de Harvard (Boston) a porté sur 369 patients sous traitement pour cancer du pancréas dans onze grands hôpitaux de Boston. 644 patients hospitalisés pour des maladies autres que le cancer du pancréas ont servi de contrôle permettant d'évaluer le rôle de la consommation de café. L'enquête comprenait l'examen d'autres facteurs tels que la consommation d'alcool, de thé, de tabac.

Il s'est révélé qu'il n'y avait aucune association constante entre le cancer du pancréas et la consommation de thé, de tabac et d'alcool. Par contre, il existe à l'évidence une corrélation certaine entre le cancer du pancréas et la consommation de café. Le risque est le suivant :

0 tasse par jour : 1 (aucune augmentation)
1 à 2 tasses : 2,1
3 à 4 tasses : 2,8
5 tasses et plus : 3,2

Le cancer du pancréas tue environ 20.000 personnes par an aux U.S.A. et se trouve ainsi placé au quatrième rang parmi les cancers provoquant la plus forte mortalité. En France, cette mortalité représente 3,7% de la mortalité par cancer. Il faut noter qu'aux Etats-Unis, la consommation moyenne de café par personne et par an est de 7 kgs. En France, de seulement 4,8 kg.

Parmi les «promoteurs» non cancérogènes par eux-mêmes mais qui augmentent très fortement l'apparition de tumeurs lorsqu'ils sont administrés à des animaux ou à des cellules après leur application ou leur absorption nous trouvons : l'huile de croton, la fumée de cigarette, des succédanés du sucre : saccharine-cyclamate, certains pesticides comme le D.D.T., la caféine, certains médicaments tels le Phénobarbital et le Diazépam.

En 1984, rien qu'aux Etats-Unis, il y a eu 45 millions d'ordonnances prescrivant des médicaments à base de Diazépam (tranquillisants).

Les teintures capillaires sont aussi à classer parmi les «promoteurs». Le test d'Ames réalisé sur 169 teintures capillaires aux Etats-Unis a donné des résultats positifs dans 150 cas. L'ingrédient utilisé, le *2,4 toluène diamine*, dans la plupart de ces teintures, provoque des cancers chez les animaux de laboratoires. En avril 1974, le docteur Nathaniel Shafer, de New-York, publiait une statistique de laquelle ressortait que 87 femmes sur un groupe de 100 femmes atteintes de cancer du sein avaient utilisé pendant longtemps des teintures permanentes.

Les lipides alimentaires

Les lipides ou matières grasses recouvrent deux catégories

principales : les gras animaux et les gras végétaux, fournissant toutes deux des acides gras. Ces acides gras sont de deux sortes: acides gras saturés et acides gras insaturés.

Dans une molécule d'acide gras, les atomes de carbone sont reliés les uns aux autres en formant une chaîne, et chacun n'offre que deux positions où les atomes d'hydrogène peuvent se fixer. Lorsque toutes les positions sont occupées par des atomes d'hydrogène, l'acide gras est dit saturé. Lorsque certaines de ces positions ne sont pas occupées par des atomes d'hydrogène, l'acide gras est insaturé (ou polyinsaturé).

Les gras végétaux, c'est-à-dire les huiles extraites de graines ou de plantes telles que : arachide, colza, tournesol, etc. sont riches en acides polyinsaturés et les gras animaux, c'est-à-dire la crème, le beurre, le saindoux, etc. sont riches en acides saturés. Les polyinsaturés sont des acides essentiels dont la carence peut être cause de lésions organiques.

C'est à partir de ce constat que s'est répandue dans les milieux médicaux et diététiques la doctrine selon laquelle il est préférable d'absorber des gras végétaux plutôt que des gras animaux. Cette doctrine a donc favorisé la consommation des huiles et des margarines au détriment du beurre.

Mais dans cette affaire, deux questions très importantes ont été oubliées.

1 - Pourquoi l'organisme vivant transforme-t-il spontanément la plus grande partie des insaturés en saturés ? C'est notamment ce que fait la vache, qui absorbe avec l'herbe beaucoup d'insaturés qu'elle restitue pour la plus grande part en saturés dans son lait.

2 - La transformation industrielle des gras végétaux ne modifie-t-elle pas de façon importante les caractéristiques des acides gras insaturés ?

A ces deux questions, le professeur Germain Brisson, professeur de nutrition à l'Université Laval de Québec et auteur du remarquable ouvrage *Lipides et Nutrition humaine* (Edition Masson - Paris), nous fournit des éléments de réponse. Pour ce qui concerne la première question, il nous dit :

«Les mécanismes chimiques par lesquels les radicaux libres et les péroxydes peuvent se former sont nombreux. Il peuvent être le fait d'une autoxydation qui se produit naturellement dans les huiles riches en acides gras polyinsaturés, ou ils peuvent être catalysés

par des enzymes spécifiques du milieu.

«Les acides gras polyinsaturés sont donc particulièrement sensibles à l'oxydation et nécessitent la présence d'antioxydants naturels ou de synthèse chimique pour assurer la préservation des aliments riches en de tels acides. La cellule vivante peut également être le siège de nombreuses réactions de péroxydation à cause de la présence d'acides gras polyinsaturés. Les radicaux libres provenant de ces réactions ressemblent à ceux qui sont formés à la suite d'une exposition à des éléments radioactifs : par conséquent, ils constituent un danger pour toutes les cellules de notre organisme qui doivent être constamment protégées par des antioxydants naturels. La vitamine E est l'un de ces antioxydants dont l'action est efficace et puissante.»

Ainsi l'organisme vivant doit se protéger de l'oxydation des acides gras insaturés des végétaux et il n'en tolère qu'une petite proportion, suffisante à ses besoins essentiels. On peut en déduire qu'un excès d'insaturés, donc de gras d'origine végétale dans l'alimentation, fatigue et perturbe notre métabolisme, d'autant plus que l'homme n'est pas un ruminant doté d'une panse bien équipée en bactéries auxiliaires pour la transformation des acides gras.

Pour ce qui concerne la seconde question, le professeur Brisson nous rappelle que les insaturés se répartissent eux-mêmes en deux catégories : ceux de forme TRANS et ceux de forme CIS. Voyons ce que cela veut dire :

Des courbes ou des droites

Les molécules d'acides gras ne se déploient pas de la même manière dans l'espace selon qu'il s'agit d'acides saturés ou insaturés. L'acide gras saturé se déploie toujours de façon linéaire. Si l'acide gras est insaturé, donc s'il y a une ou plusieurs doubles liaisons entre les atomes de carbone qu'il contient, il peut se projeter dans l'espace de deux façons différentes à partir du point d'insaturation. Soit il se projette de façon linéaire, comme un acide saturé : on dit alors qu'il est de forme *trans*. Soit il se projette dans une direction différente et la chaîne carbonée prend alors une forme courbée dite forme *cis*.

Mieux vaut ne pas entrer en «trans»

Le professeur Brisson pense que ces nouvelles molécules

trans obtenues artificiellement devraient être considérées comme de véritables *additifs alimentaires* et surveillés comme tels. Ainsi, le professeur Keeney, de l'Université du Maryland, a montré la possibilité d'une relation entre la consommation d'acides gras *trans* et certaines formes de cancer.

Pour éliminer le processus de rancissement, les industriels «durcissent» les huiles par des traitements (notamment d'hydrogénation partielle) qui ont pour effet de multiplier la proportion d'acides gras de forme linéaire, c'est-à-dire *trans*.

Les ravages de la margarine

Bien que l'on manque encore de données en ce qui concerne l'homme, des expériences nutritionnelles effectuées sur le porc ont démontré que la consommation d'huiles riches en acides *trans* augmentait nettement l'importance et la fréquence de plaques athéromateuse dans l'aorte.

Tout ceci donne donc à penser que l'accroissement de la consommation de lipides industriels riches en acides gras *trans* (margarines et huiles hydrogénées) peut être une des causes de l'augmentation du nombre des cancers et des maladies cardiovasculaires.

Examinons donc les différentes opérations par lesquelles on transforme les huiles, notamment pour la fabrication des margarines.

Les plantes oléagineuses sont d'abord battues, décortiquées, moulues, floconnées, afin que les matières grasses qu'elles contiennent puissent être bien en contact avec le solvant qui va être utilisé pour les extraire.

Ce solvant est généralement *l'hexane*, un dérivé du pétrole, qui est très bon marché et qui est en outre presque entièrement récupéré après l'extraction. On obtient alors de «l'huile brute» qui contient encore un certain nombre de substances indésirables pour sa commercialisation, bien qu'elle soit théoriquement consommable. Parfois ces substances peuvent être toxiques, comme dans le cas de l'arachide ou du colza.

Après l'extraction a lieu le *dégommage*, afin de débarrasser l'huile brute de certains produits qui ressemblent à des gommes. Ce sont les phospholipides, les mucilages et des composés protidiques et glucidiques. L'opération consiste à chauffer l'huile

SCHÉMA ILLUSTRANT L'ISOMÉTRIE SPATIALE DES ACIDES GRAS INSATURÉS

(Inspiré de Spritz et Mishkel)

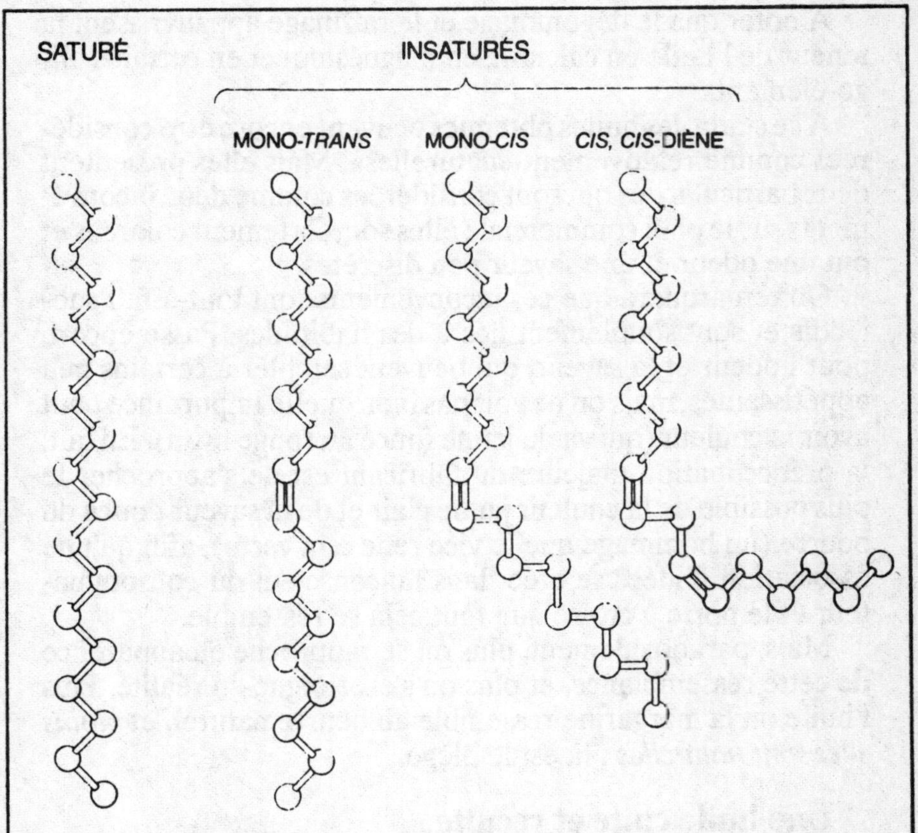

Au point d'insaturation, les atomes de carbone et d'hydrogène peuvent se projeter dans l'espace de deux façons : la configuration *trans*, de forme linéaire, et la configuration *cis*, de forme recourbée.

brute à une température de 60 à 90° avec de l'eau et de l'acide phosphorique. Alors les substances à éliminer s'hydratent et peuvent être séparées par centrifugation.

A lieu ensuite le *raffinage* proprement dit qui consiste à éliminer les acides gras «libres» qui seraient responsables du rancissement. On ajoute à l'huile un mélange de soude et de carbonate de sodium et on agite l'ensemble pendant quelques secondes ou quelques minutes, selon les cas. Une fois obtenue la réaction chimique recherchée, on procède encore par centrifugation.

A noter que le dégommage et le raffinage appauvrissent la teneur de l'huile en calcium, en magnésium et en certains oligo-éléments.

A ce stade, les huiles obtenues peuvent encore être considérées comme relativement «naturelles». Mais elles présentent deux particularités qui sont considérées comme deux inconvénients sur le plan commercial : elles sont fortement colorées et ont une odeur et une saveur peu discrètes.

On remarquera que ces inconvénients sont tout-à-fait subjectifs et sont simplement liés à des habitudes. Passe encore pour l'odeur et la saveur, qui peuvent sembler à certains peu appétissantes, mais on ne voit pas bien quelle importance peut avoir la couleur (qui va du jaune foncé au rouge brun). En fait, la préoccupation majeure du fabricant est de s'approcher le plus possible de la couleur jaune clair et de la saveur douce du beurre (un hommage que le vice rend à la vertu), afin qu'une association d'idées se crée dans l'inconscient du consommateur et le porte à croire que tout cela se ressemble.

Mais, paradoxalement, plus on se rapproche en apparence de cette ressemblance, et plus on s'en éloigne en réalité. Plus l'huile ou la margarine ressemble au beurre naturel, et *moins elles sont naturelles* : là est le piège.

Une huile cuite et recuite

La décoloration, en effet est une opération assez brutale durant laquelle l'huile est mise au contact d'une substance absorbante (argile, terre glaise, charbon) souvent traitée avec de l'acide sulfurique ou de l'acide chlorydrique et ce contact va durer de 15 à 30 minutes à une température de 80 à 100° ou même bien davantage.

La désodorisation est plus brutale encore. Elle est réalisée par distillation à la vapeur à des températures de 240° à 270° durant 30 à 60 minutes. Autant dire que votre blonde huile de table est archi-cuite. Ce qui a pour premier effet de réduire presque à néant l'activité de la vitamine E présente dans l'huile d'origine. Mais, surtout, ces hautes températures provoquent la formation de nombreux isomères des acides gras polyinsaturés, ainsi que d'autres molécules dont on ignore complètement l'activité biologique.

C'est ainsi que chez le rat, une huile végétale partiellement hydrogénée (donc riche en acides *trans*) provoque dans le muscle cardiaque une accumulation de lipides beaucoup plus importante que celle occasionnée par la consommation des matières grasses du lait ou d'une huile non hydrogénée.

Les chercheurs se sont attachés plus particulièrement au muscle cardiaque, car les acides gras sont pour lui des sources privilégiées d'énergie. C'est l'oxydation d'acides gras qui fournit 60 à 90% du métabolisme énergétique de cet organe.

S'appuyant sur les travaux du professeur Kummerow sur l'athérosclérose, le professeur Brisson écrit :

«Quelle que soit l'explication biochimique de ce phénomène, il demeure vrai que l'acide oléique (cis) est utilisé comme source d'énergie cellulaire avec une efficacité beaucoup plus grande que son homologue de forme trans, l'acide élaïdique. Ceci est surtout vrai dans les mitochondries du muscle cardiaque. Or, l'appel d'acide gras vers les foyers de combustion s'accroît de façon considérable sous l'effet d'un stress intense. Par exemple, au moment d'une attaque cardiaque, le rythme des pulsations peut s'élever jusqu'à trois ou quatre fois au-dessus de la normale. Dans de telles conditions, la demande d'énergie est extrême et ce sont les acides gras qui doivent pouvoir fournir la plus grande partie de cette énergie. Il est donc difficile d'écarter, pour le moment, la possibilité que les isomères de formes trans présents aux foyers de combustion en ces moments de stress puissent devenir des facteurs limites graves de conséquences.»

La surconsommation de lipides végétaux industriellement traités peut donc avoir deux conséquences graves. La première, directe, en fournissant une énergie moins facilement utilisable par les cellules et en créant un certain encombrement lipidique au niveau cellulaire. La seconde, indirecte, en imposant des acides *trans* qui «prennent la place» d'autres acides gras indispensables à notre métabolisme.

Les conséquences pour l'être humain peuvent être d'abord une sensation de fatigue permanente, une tendance à l'obésité, des ennuis cutanés ou muqueux. Puis, si le déséquilibre alimentaire est plus important, le terrain organique peut devenir propice aux maladies dégénératives telles que le *cancer* ou sclérose cardio-vasculaire.

Tout ceci demanderait, bien sûr, à être confirmé par des études plus poussées que celles dont nous avons fait état. Mais, précisément, comme le fait observer le professeur Brisson, il est très inquiétant que la consommation des margarines et des huiles hydrogénées se soit développée spectaculairement *avant* que ces études aient été faites.

Il y avait pour le moins imprudence à transformer chimiquement les graisses végétales alimentaires et à les commercialiser à grande échelle sans bien savoir comment ces productions artificielles allaient se comporter dans notre organisme.

L'huile d'olive et le beurre sont attaqués de toutes parts au nom de la lutte contre les maladies cardio-vasculaires. L'huile de tournesol ainsi que d'autres huiles végétales sont prônées par le corps médical et font l'objet d'une publicité de tous les instants à la télévision et dans les médias.

Ces huiles demandent peu de main-d'oeuvre et leur prix de revient très bas permet aux fabricants (trusts de l'agro-alimentaire) de réaliser de super bénéfices, en profitant à plein de la caution médicale donnée à leur publicité. Ces huiles servent également à fabriquer des margarines dont paraît-il on peut se gaver sans faire de cholestérol. Voire... On fait beaucoup de tapage autour de la disparition de la couche d'ozone, à propos du pyralène et de la pollution des mers par le fuel lors d'accidents survenus à des pétroliers. Mais on ne parle jamais de la pollution provoquée par les fumées de notre chauffage au mazout, les lessives, et certains produits alimentaires comme les bières, les sucres, les huiles et graisses végétales, les édulcorants de synthèse.

L'huile de tournesol est dangereuse car il s'agit d'un acide gras N6 linoléique qui se métabolise en acide arachidonique entraînant la formation de prostacycline PG 12 pro-inflammatoire et pro-agrégante et de leucotriènes dont le LTC4 et d'au-

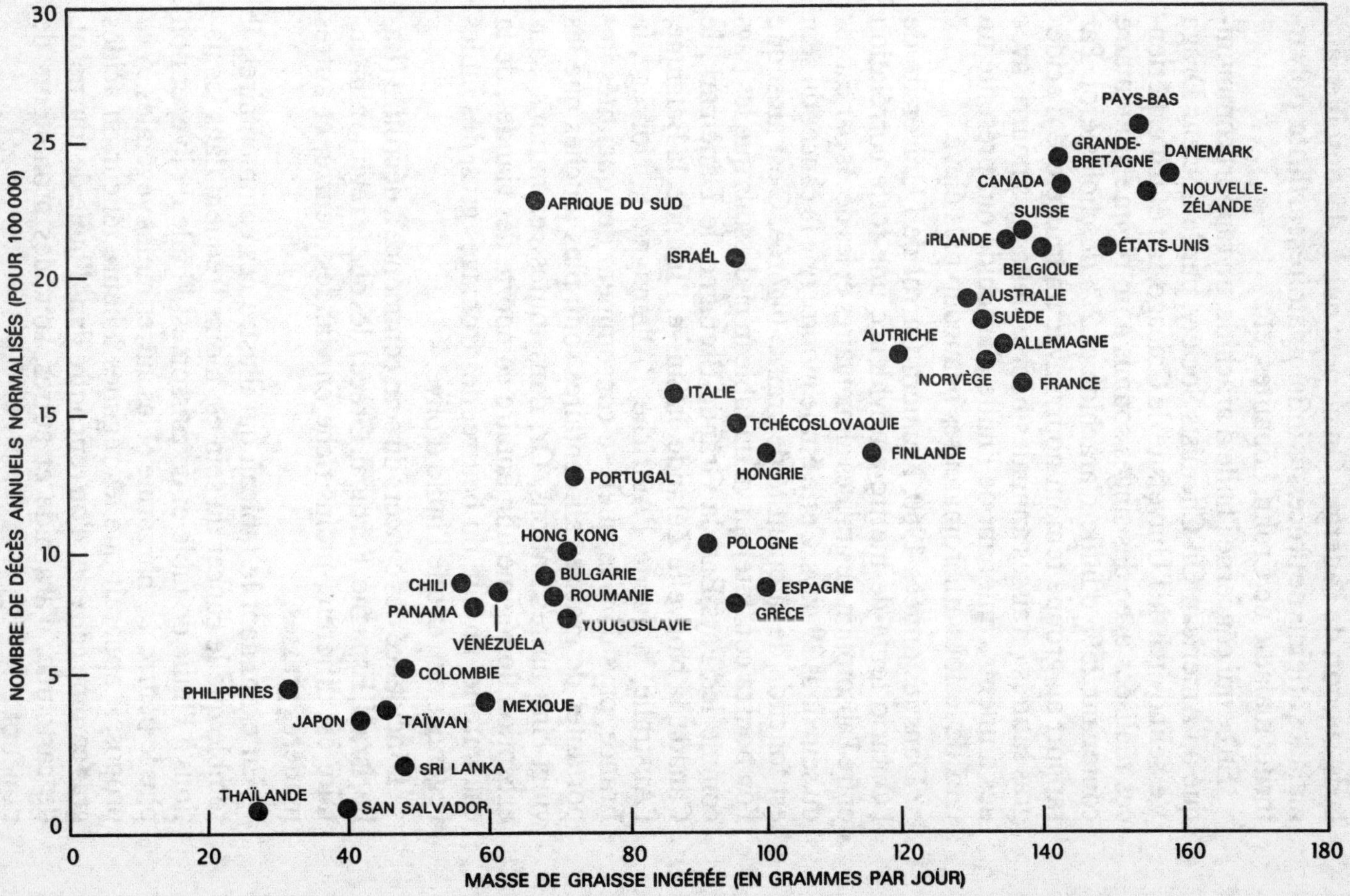
NOMBRE DE DÉCÈS ANNUELS NORMALISÉS (POUR 100 000)
MASSE DE GRAISSE INGÉRÉE (EN GRAMMES PAR JOUR)
0
5
10
15
20
25
30
0
20
40
60
80
100
120
140
160
180
PAYS-BAS
GRANDE-
BRETAGNE
DANEMARK
CANADA
NOUVELLE-
ZÉLANDE
AFRIQUE DU SUD
SUISSE
IRLANDE
ÉTATS-UNIS
BELGIQUE
ISRAËL
AUSTRALIE
SUÈDE
AUTRICHE
ALLEMAGNE
NORVÈGE
FRANCE
ITALIE
TCHÉCOSLOVAQUIE
FINLANDE
HONGRIE
PORTUGAL
HONG KONG
POLOGNE
BULGARIE
CHILI
ROUMANIE
ESPAGNE
PANAMA
GRÈCE
YOUGOSLAVIE
VÉNÉZUÉLA
COLOMBIE
PHILIPPINES
MEXIQUE
JAPON
TAÏWAN
SRI LANKA
THAÏLANDE
SAN SALVADOR

tres constituants, de la Slow-Reacting-Substance of Anaphylaxis, support de l'allergie. On ne peut que la déconseiller aux malades atteints de processus inflammatoires : arthrite, polyarthrite, maladie de Crohn, hépatites, etc.

En ce qui concerne l'huile d'arachide, un rapport communiqué à l'American Oil Chemists Society, par le docteur Draga Vesselinovitch de l'Université de Chicago, fait état d'expériences réalisées avec des singes soumis à un régime alimentaire contenant 25% d'huile d'arachide et 2% de cholestérol. Par rapport au groupe témoin nourri avec un taux élevé d'acides gras saturés (graisses animales-beurre) les singes nourris avec des aliments contenant de l'huile d'arachide ont présenté un taux de lésions athéromateuses beaucoup plus élevé.

Dans les années 1960, Kenneth Carrol de l'Université de l'Ontario tenta de mettre en évidence une forte corrélation entre l'absorption de graisses alimentaires et les décès par cancer du sein dans 39 pays. Cette étude montre que le cancer du sein est fonction de la quantité de graisse ingérée. C'est ainsi que l'on pourra constater au vu du tableau ci-dessous que les pays comme les Pays-Bas, la Grande-Bretagne, le Danemark, le Canada, la Nouvelle Zélande, la Suisse, l'Irlande, la Belgique, l'Australie, la Suède, l'Autriche, l'Allemagne, la Norvège, la France, pays dans lesquels se consomment des quantités importantes de graisses alimentaires sont, plus touchés que les vingt-cinq autres nations. Or, dans toutes ces nations, sans exception, le régime alimentaire comporte des viandes, de la charcuterie, du lait, du beurre, des fromages gras, des huiles végétales autres que l'huile d'olive.

L'incidence des cancers du sein commence à décroître (Italie, Israël, Espagne, Portugal, Grèce) dès que le régime alimentaire est différent, moins riche en viandes, beurre, et autres matières grasses.

En examinant le tableau qui illustre ces commentaires, il semble que le cancer du sein est moins fréquent dans les nations à l'huile de table et de cuisson est l'huile d'olive, et non plus le beurre, la margarine et les autres huiles végétales. A ce propos, il apparaît que les régimes à haute teneur en acides gras comme ceux que l'on rencontre dans l'huile de tournesol, de carthame, d'arachide et autres, sont des promoteurs de tumeurs.

Sur le tableau n'apparaît pas le Groënland où cependant la consommation en graisse (60% des calories) est très élevée. Mais les graisses proviennent essentiellement de poissons et mammifères marins.

En conclusion l'acide oléique contenu dans l'huile d'olive et l'acide eicosapentaénoique contenu dans les poissons et les mammifères marins n'agissent pas en tant que promoteurs des tumeurs du sein, du colon et de la prostate.

Il s'agit là d'une extrapolation à l'homme, car en réalité, les corrélations sont fondées sur des expériences réalisées sur des animaux de laboratoire. Toutefois, des études épidémiologiques effectuées à l'échelon international semblent confirmer ces corrélations.

On remarquera que la consommation d'aliments salés ou fumés possède une incidence sur les cancers de l'estomac. Ce qui expliquerait, en partie, le nombre élevé de ce type de cancer dans des pays comme le Danemark, la Norvège, la Finlande et même le Portugal.

Quant aux sucres rapides qui provoquent des cancers du sein et du colon chez la femme, du colon chez l'homme, ils sont évidemment consommés en grande quantité dans les quatorze nations les plus industrialisés et les plus affectés par ce genre de cancers.Les cancers du sein représentent environ 22% du total des cancers. Les tumeurs mammaires, en constante augmentation, entraînent la mortalité la plus forte par cancer chez les femmes. Cette augmentation est d'autant plus préoccupante que les taux de survie ont doublé depuis vingt-cinq ans en raison du dépistage et de la chimiothérapie.

Ainsi on pourra le constater sur la carte, les départements les plus affectés par les cancers du sein sont ceux où le régime alimentaire comporte une quantité importante de matières grasses animales, de beurre, de margarine et d'huiles végétales autres que l'huile d'olive. Le Midi-Méditerranéen semble particulièrement épargné, sauf la Corse.

Les cartes élevages, beurre et fromage sont superposables pratiquement à la carte indiquant les territoires les plus atteints par les cancers.

Les départements du Var et des Bouches-du-Rhône où le taux de cancérisation est élevé, bien que ne présentant pas de zones d'élevage, constituent une exception. En effet, il est possible

LES RISQUES DE CANCER
associés aux régimes alimentaires

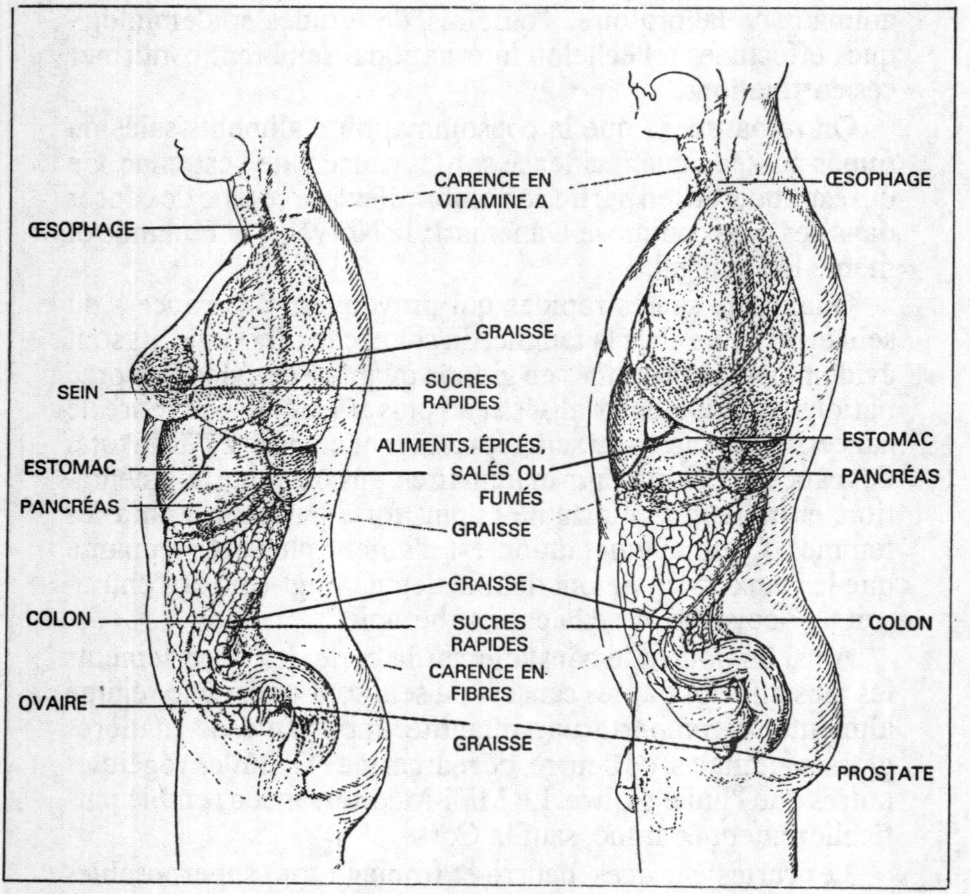

En gris foncé : les relations les plus fortes

CANCER DU SEIN CHEZ LA FEMME

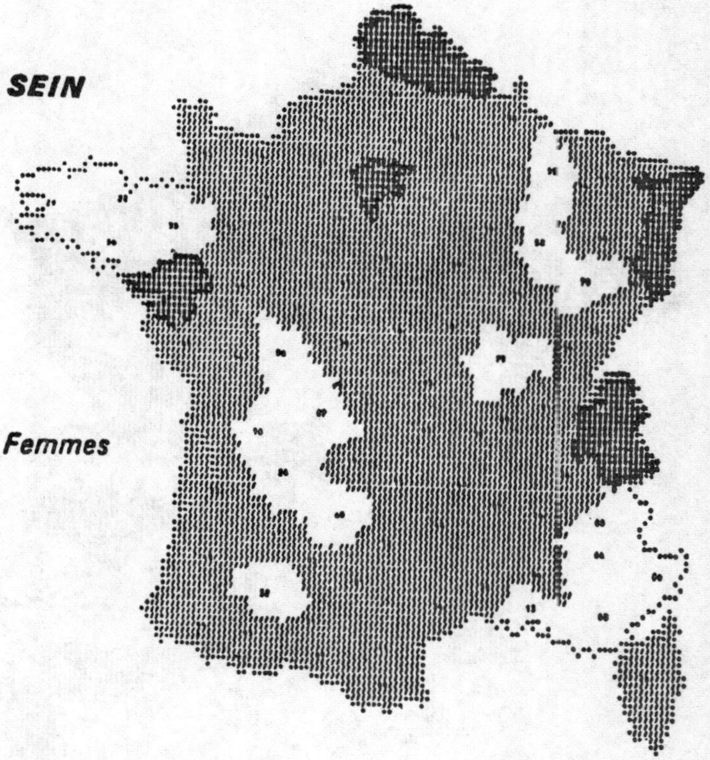

En gris foncé : les régions les plus touchées
En gris clair : les régions moyennement touchées
En blanc : les régions les moins touchées

TERRITOIRES FRANÇAIS LES PLUS TOUCHÉS PAR LE CANCER

(Tous cancers confondus, hommes et femmes)

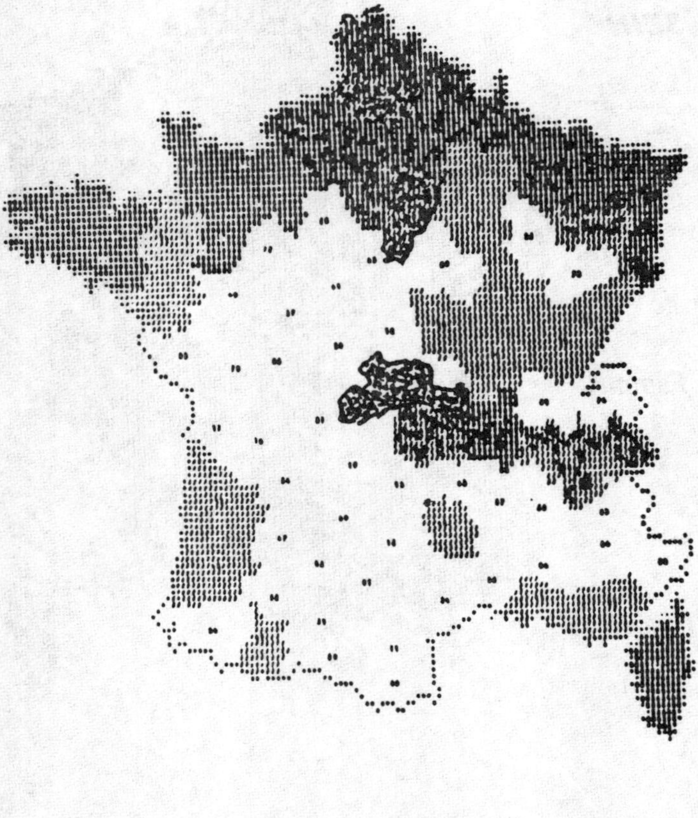

En gris : les régions les plus touchées
En blanc : les régions les moins touchées

d'expliquer ce taux important par le fait de la densité de population pour les Bouches-du-Rhône et le nombre de retraités venus se retirer dans le Var.

Les pesticides

Les pesticides représentent l'ensemble des produits chimiques destinés à la lutte contre les ennemis des cultures. Chaque année des milliards de dégâts sont provoqués par les insectes, les champignons microscopiques, les mauvaises herbes qui détruisent une part importante des récoltes. Les pesticides sont toxiques pour les prédateurs de cultures mais également pour l'homme. Cette toxicité se manifeste de différentes façons :

1 - Toxicité directe

Lorsque des quantités importantes sont absorbées soit par la bouche, soit par inhalation, soit par la peau. Cette toxicité touche essentiellement les ouvriers fabriquant ces produits, ceux qui les manipulent, ceux qui les utilisent sans précautions suffisantes.

2 - Toxicité chronique

Par absorption répétée, durant une longue période de temps, de très petites doses. Cette toxicité concerne tous les consommateurs. En effet, les produits de cultures peuvent contenir des résidus des pesticides utilisés lors des traitements proches de la récolte et, également, ces derniers peuvent s'accumuler dans les sols, polluant les cultures à venir. On retrouve, en général, les pesticides dans le lait, la viande, les oeufs car présents dans l'aliment du bétail et dans les étables et poulaillers désinfectés. Le D.D.T., par exemple, se retrouve presque intégralement dans la crème, puis dans le beurre. Ajoutons que les produits de culture subissent également des traitements par herbicides, fongicides et insecticides extrêmement dangereux pour l'organisme humain.

Aux Etats-Unis, un rapport alarmiste vient d'être publié tout récemment à propos de l'usage des pesticides. L'actrice Meryl Streep a accepté de diriger un mouvement intitulé : *Les mères pour l'usage limité des pesticides.* Ce rapport déclare :

«Les fruits et légumes, éléments de base de l'alimentation des enfants, contiennent quotidiennement et légalement de dangereu-

RÉGIONS DE PRODUCTION
(Elevage, beurre, fromages)

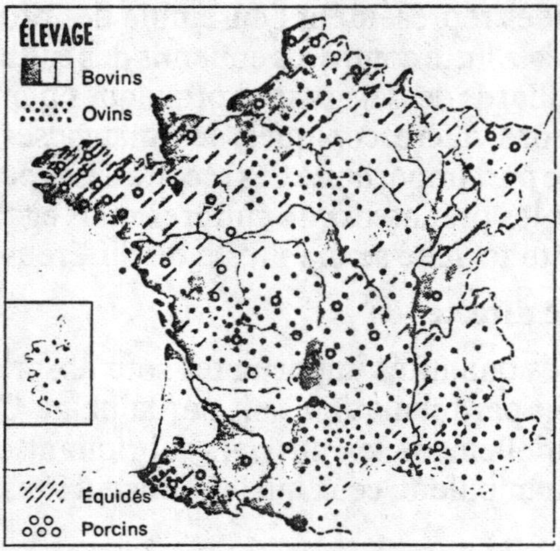

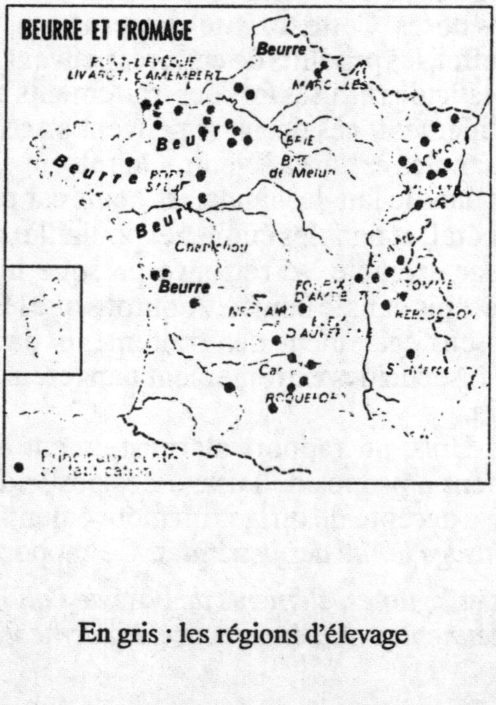

En gris : les régions d'élevage

ses quantités de pesticides qui font courir un risque croissant de cancers, de troubles neurologiques et d'autres problèmes de santé.» .

Il émane du Conseil de Défense des Ressources naturelles (N.R.D.C.) 1988.

Selon le N.R.D.C., cinq à six mille enfants actuellement âgés de moins de cinq ans, risquent des cancers causés par les substances chimiques contenues dans les fruits et légumes qu'ils auront consommés avant l'âge de six ans.

Après avoir étudié vingt-trois des trois cents pesticides autorisés aux U.S.A., les chercheurs ont mis tout spécialement en accusation le Daminozide, commercialisé sous le nom d'Alar et utilisé pour donner aux pommes la couleur et la fermeté tant appréciées par le consommateur.

Le Daminozide se retrouve bien évidemment dans les jus de pommes que les jeunes américains consomment en grande quantité.

La plupart des pesticides, fongicides, herbicides constituent ce que l'on nomme des agents promoteurs du cancer.

Il n'est pas possible de les citer par le détail tant ils sont nombreux et de toutes façons le consommateur demeure impuissant à réprimer ou éviter leur utilisation par les agriculteurs, qui, malheureusement, les utilisent de plus en plus.

Toutefois, je conseille à mes lecteurs de porter à un laboratoire ou au Service de la répression des fraudes, aux fins d'analyse tout produit : fruits, légumes, fromages, oeufs, etc. dont l'apparence ou le goût, ou les deux, paraissent suspects.

Enfin, recommandation importante : Il faut absolument laver tous les produits de la terre à plusieurs eaux. Changer l'eau cinq ou six fois et éplucher tous les fruits.

En 1974, deux pesticides ont été interdits aux Etats-Unis :

Aldrine et Dieldrine.
Ils continuent à être utilisés dans de nombreux pays.

LISTE DES PRODUITS DANGEREUX DONT LES RESIDUS SE RETROUVENT DANS L'ALIMENTATION

Désherbants

Cyanazine

Désherbant utilisé pour les céréales et le maïs. Pas de réglementation française pour la teneur maximale acceptable des résidus de ce désherbant.

Diallate

Désherbant utilisé pour les lentilles, betteraves, colza, tournesol. Se retrouve dans le sucre, l'huile de colza, l'huile de tournesol tant vantée par la publicité télévisée.

Dinosèbe

Déserbant très dangereux utilisé dans les céréales, les cultures légumières, les vergers, la vigne. Se retrouve également dans le gibier, les poissons, le vin.

Dinoterbe

Désherbant très dangereux utilisé dans les céréales, le maïs. Pas de réglementation française pour fixer la teneur maximale acceptable de résidus dans les denrées alimentaires.

Diquat

Désherbant utilisé dans les vergers, la vigne, les cultures de pommes de terre. Se retrouve dans le vin.

D.N.O.C.

Désherbant très dangereux utilisé pour les céréales, les pommiers, les poiriers. Pas de réglementation française.

E.P.T.C.

Désherbant utilisé dans les champs de tournesol et maïs. Pas de réglementation française.

Ioxynil

Désherbant utilisé pour les céréales, aulx, oignons, poireaux. Pas de réglementation française.

Molinate

Désherbant utilisé dans les rizières. Pas de réglementation française.

Paraquat

Désherbant utilisé dans les vignobles, les vergers, les cultures de cassis et groseilliers et sur toutes les cultures à condition d'éviter la projection sur le feuillage. Se retrouve dans les confitures de groseilles et de cassis.

Pénoxaline

Désherbant utilisé dans les cultures de haricots, pois, tomates.

Terbumeton

Désherbant utilisé dans les vignobles. Se retrouve dans le vin.

Prophame au I.P.C.

Produit pour empêcher la germination des pommes de terre. En 1977, l'académie de Médecine a émis un avis défavorable quant à l'utilisation de ce produit. Malgré cela, il est toujours autorisé sans que soit établie la teneur maximale admissible de ce pesticide.

Colorants

Aluminium - E 173

Utilisé pour la coloration en surface des charcuteries, sucreries, confiseries, décors de pâtisserie. Egalement dans les saumures de conservation des bigarreaux destinés à être confits. L'aluminium provoque : nausées, vomissements, manques d'appétit, gastrite, ulcère d'estomac.

On a mis en évidence des taux anormaux d'aluminium dans les cerveaux des personnes atteintes de la maladie d'Alzheimer.

Certaines eaux de boisson comportent des taux d'aluminium tels que l'on constate des encéphalopathies et des ostéomalacies chez certains consommateurs.

Caramel - E 150

Les caramels obtenus par action de la chaleur en présence de sels d'ammonium ont un effet convulsif puissant : troubles neurologiques.

Colorants azoïques

Tartrazine, jaune orangé, jaune solide, ponceau 6 R, rouge cochenille, amarante.

Utilisés dans les sirops de fruits, confitures, charcuteries, liqueurs, soupes préparées, yaourts dits «aux fruits», glaces, crèmes dites «au caramel», bonbons, pâtes dentifrices colorées, certains médicaments.

Ces colorants provoquent des dermites de contact. Sensibilisation croisée avec l'aspirine et l'acide benzoïque contenus dans de nombreux produits alimentaires d'où : urticaire, oedème de quincke, purpura.

Erythrosine - E 127

Utilisé pour la coloration des fraises, framboises, cerises, bigarreaux, quetsches, conservés dans un liquide.

Egalement : bonbons, glaces et crèmes glacées, boissons sans alcool, sirops, liqueurs, caviar et succédanés, crevettes, enveloppes des charcuteries, croûtes des fromages.

On ne connaît pas ses effets sur l'homme. Par contre ce colorant provoque chez le chien des vomissements et de l'albuminémie. Chez la souris de laboratoire, on a pu constater la destruction des globules rouges et nombreuses paralysies abdominales.

Jaune orangé S - E 110

Utilisé pour la coloration des poissons séchés et salés, confiseries, desserts, glaces et crèmes glacées, bonbons, pâtisseries, boissons sans alcool, sirops, liqueurs, caviar et succédanés, enveloppes des produits de charcuterie, croûtes des fromages. Provoque des accidents cutanés.

Tartrazine - E 102

Utilisé pour la coloration des poissons séchés et salés, bonbons, pâtisseries, desserts, boissons sans alcool, liqueurs, sirops, caviar et succédanés, crevettes, enveloppes des produits de charcuterie, croûtes de fromages, médicaments.

Provoque des accidents allergiques et cutanés.

En 1978, l'académie de Médecine s'est prononcée pour l'interdiction de ce colorant dans les denrées alimentaires et dans les médicaments.

Cet avis autorisé n'a pas été pris en compte : on envisage seulement la suppression de ce colorant dans les médicaments (circulaire du ministère de la Santé).

Pour le moment, il continue à être utilisé.

Conservateurs

Acide benzoïque - E 210

Utilisé contre les levures et les moisissures dans les préparations à base de poissons, les jus de fruits, les compotes, les confitures, etc. Provoque des accidents allergiques.

Son accumulation dans l'organisme favorise la cancérogénèse.

Anhydride sulfureux - E 220

Utilisé dans la fabrication des confitures, gelées, marmelades, jus de fruits, cidres, vins, bières, moutarde, caramel. Egalement pour la conservation des fruits secs, et diverses préparations à base de fruits, les poissons séchés.

C'est un irritant du tube digestif. Il inactive la vitamine B1. Il provoque des maux de tête.

Diphényle - E 230

Utilisé pour le traitement en surface des agrumes (cédrats, oranges, mandarines, citrons, pamplemousses). *Il ne peut être éliminé par lavage*, on le retrouve donc dans les marmelades, jus de fruits et liqueurs.

Il provoque des affections hépatiques et rénales chez l'animal de laboratoire. Aucune étude n'a été réalisée sur l'homme.

Nitrates et nitrites de sodium et potassium E 249 - E 250

Voir nitrates et nitrites.

Sulfite acide de sodium - E 222

Utilisé dans la fabrication des cidres et poirés, le blanchiment de la morue, la fabrication du vin, la fabrication de la bière, le blanchiment du sucre blanc.

Il provoque une irritation du tube digestif, une avitaminose en vitamine B1, et favorise le développement des germes anaérobies.

Les emballages de yaourts sont-ils dangereux ?

Au nombre des substances chimiques agissant en tant que promoteurs de la cancérisation une place spéciale doit être réservée au chlorure de vinyle et au polystyrène, c'est-à-dire aux matériaux largement utilisés dans l'industrie alimentaire pour l'emballage des produits, à savoir : les emballages en polystyrène sont plus spécialement employés pour le fromage, le beurre, la viande, la margarine, les yaourts. Ceux en polychlorure de vinyle pour le vin ordinaire, l'huile, les eaux minérales.

Citons quelques chiffres : l'emballage alimentaire, en France, représente environ 40% de la consommation globale de polystyrène compact et expansé (200.000 tonnes). Un total de 80.000 tonnes est donc employé pour emballer fromages frais, crèmes et crèmes glacées, yaourts, desserts divers, oeufs, poissons et crustacés, viandes, sous forme de pots, plateaux, barquettes, etc.

Trois questions se posent alors :

1 - Compte tenu -cela est prouvé- de ce que le styrène monomère est mutagène par son métabolite, l'oxyde de styrène, est soupçonné d'être cancérogène, les emballages en polystyrène peuvent-ils migrer dans les aliments qu'ils contiennent ?

2 - Existe-t-il, en France, une réglementation pour ce genre d'emballages ?

3 - L'oxyde de styrène étant mutagène (expérience probantes à l'appui) est-il également cancérogène ? Ce qui expliquerait la survenue inquiétante de nouveaux cas de cancers depuis quelques années.

La réponse à la première question est : OUI. Le polystyrène est préparé par polymérisation du styrène monomère obtenu synthétiquement par fixation de l'éthylène sur le benzène. Le styrène est constitué par un groupe phényl auquel est fixé un radical éthylénique. Vers 150°C les molécules de styrène monomère s'associent en se solidifiant. On obtient le polystyrène qui contient de 0,1 à 1 pour cent de styrène résiduel.

Les fabricants d'emballages fondent et moulent ce produit en pots, boîtes, barquettes à des températures inférieures à 250 degrés centigrades. Ces emballages ne doivent alors pas contenir plus de 0,05 à 0,5 pour cent de styrène résiduel, mais il n'existe aucune loi fixant ces normes et les fabricants français ne sont nullement tenus d'effectuer des contrôles afin de respecter ces taux «souhaités».

Il n'en est pas de même aux U.S.A. où la toute puissante Food and Drug Administration impose que la teneur en styrène résiduel soit de 0,5 à 1 pour cent. En Allemagne : 0,3%, en Angleterre : 0,5%.

Il y a 12 ans, en Belgique, un laboratoire agréé par le ministère de la Santé, spécialisé dans l'étude de migrations des emballages alimentaires a rendu son verdict.

Procédant par chromatographie gazeuse en phase, il a bel et bien constaté que le styrène passe dangereusement dans les aliments. A tel point qu'il recommanda une limite de migration ne dépassant pas 50 ppb. Le ppb étant une unité de mesure américaine correspondant à 1 partie par milliard égale à 0,001 mg par kilo d'aliment.

On trouva dans les différents aliments des teneurs variant entre 80 ppb et 416 ppb. Le styrène migre donc bien et souvent en proportions importantes dans les aliments et... le consommateur ne peut s'en rendre compte.

La réponse à la seconde question est : NON. Il n'existe en France aucune réglementation. Est imposée seulement la méthode de dosage par simulants qui ne sert strictement à rien étant donné qu'elle ne peut évaluer la migration directe dans l'aliment du polystyrène et encore moins celle du styrène monomère. On peut se poser la question de savoir quel organisme, quel groupe, quels individus ont mis au point semblable méthode tant elle s'avère inutile, inopérante et non adaptée.

Pour répondre à la troisième question, il semble nécessaire d'expliquer au lecteur que les petites molécules du styrène monomère résiduelles que l'on trouve obligatoirement dans un pot de yaourt, par exemple, passent dans le système digestif et que, dans le foie, le styrène devient de l'oxyde de styrène. Cet oxyde de styrène se transforme en styrène-glycol qui se dégrade sous forme d'acides mandélique, phénylglyoxylique et hippurique que l'on retrouve dans les urines.

Mais également, l'oxyde de styrène peut se lier avec l'A.D.N. et l'A.R.N., d'autant plus intensément que la quantité d'oxyde de styrène absorbée est importante. On imagine aisément le chambardement pouvant se produire au niveau de ces macromolécules héréditaires en cas d'ingestion importante ou prolongée de styrène.

La réponse à la troisième question est : OUI. En 1975, le professeur Michel Mercier, chargé par le ministère de la Santé belge d'une recherche sur la toxicité du styrène, a mis en évidence cette dernière *in vitro* chez le rat. En 1974-75, le professeur Maltoni de l'Institut de cancérologie de Bologne (Italie), se livre à différentes expériences dont la principale consiste à faire manger du styrène par des rats : il constate l'apparition de tumeurs mammaires.

Evidemment, on ne peut affirmer que le styrène est cancérogène mais les preuves semblent s'accumuler au fil des ans, bien que la communauté scientifique demeure volontiers dans le vague, laissant toujours planer un doute sur l'authenticité et la véracité des résultats constatés. Pourquoi ?

Les américains Paul Milvy et Anthony J. Garro déclarent en utilisant le fameux test de Bruce Ames : «L'effet mutagène du styrène -oxyde est directement démontré.»

L'américain Bruce Ames a mis au point une méthode qui met en évidence l'activité mutagène d'une substance sur diverses souches bactériennes. Ce test est exploité en France par l'institut Pasteur. Trois cents substances ont été testées suivant sa méthode pour vérifier la relation entre mutation et cancer. L'oxyde de styrène figure au nombre de ces substances.

Le 19 janvier 1975, le Petrochemical News (U.S.A.) signale que :*«600 ouvriers de l'usine de polystyrène Arco à Kobuta (Pensylvanie) ont dû être examinés à la suite d'un nombre anormal d'absences résultant de troubles nerveux et de plusieurs morts par cancer»*. Une enquête fut ouverte.....on attend encore les résultats !

Les chercheurs du Mount Sinaï School of Medicine de New-York déclarent : *«Si l'on tient compte du lien maintenant prouvé entre activités mutagènes et cancérigènes et de l'activité cancérigène prouvée sur l'homme du monomère de chlorure de vinyle, les vapeurs inhalées du styrène pouvaient être potentiellement cancérigènes»*.

D'après le test de Bruce Ames, l'oxyde de styrène se révèle mutagène. Or, si l'oxyde de styrène, métabolite du styrène est mutagène, le styrène l'est aussi puisqu'il se transforme dans l'organisme en oxyde de styrène. En fait, personne n'ose prendre la responsabilité de déclarer formellement : l'oxyde de styrène est cancérogène. On dit : il est mutagène donc potentiellement cancérogène. Autrement dit : éventuellement, il est susceptible de provoquer des cancers.

Tout cela donne à réfléchir et tend à prouver combien la science moderne est limitée dans la recherche, en général, et dans celle du processus cancéreux, en particulier. Combien aussi, peut-être, elle se trouve manipulée ou étouffée par des groupes financiers et industriels importants. Je laisse au lecteur le soin d'imaginer ce qui se produirait si demain l'on interdisait les emballages en polystyrène pour les produits alimentaires : 80.000 tonnes de production en moins pour les usines. Désorganisation du marché alimentaire du fait d'une reconversion nécessaire et obligatoire des fabricants d'emballages. Désarroi des industriels dans l'industrie agro-alimentaire privés soudain d'une forme pratique d'emballage.

Certes, moins de cancers apparaîtraient, j'en suis convaincu, mais au prix d'une catastrophe économique dans le monde de l'emballage plastique. Et cela, l'Etat ne le permettrait pas... malgré les protestations nombreuses des associations de consommateurs et les rapports scientifiques probants.

Le consommateur absorbe tous les jours une quantité suffisamment importante de produits nocifs (colorants, conservateurs, aérosols, gaz d'échappement, médicaments, substances chimiques diverses, etc...) sans qu'il soit nécessaire d'y ajouter le styrène des emballages alimentaires.

La voix de la raison commande : dans le doute, si doute il y a, abstenez-vous. Or, le doute existe et devient parfois certitude à la suite d'expériences réalisées sur des bactéries et des animaux.

CHAPITRE V

L' ENVIRONNEMENT
Absorption, Elimination, Croissance

L'absorption physique

L'organisme animal ou humain est animé d'une force instinctive le poussant à absorber tout ce qui est profitable à son développement harmonieux et assure sa survie et donc sa capacité de reproduction. Cette force le soumet à plusieurs formes d'absorption de différents éléments : *Air* et *Feu* - *Eau* et *Terre*.

Tout organisme vivant absorbe certains gaz contenus dans l'air et les assimile, de même qu'il assimile les radiations solaires indispensables à la vie : Tout cela provient d'en haut. Mais au même titre qu'un végétal, l'organisme humain assimile ce qui provient d'en bas, à savoir : *l'eau et les sels minéraux*.

Force est de constater que dans la société dite moderne, surtout depuis une cinquantaine d'années, l'organisme humain, ne trouve plus ni en haut, ni en bas, les éléments convenables pour assurer son développement et respecter son intégrité biologique. Il s'agit là d'un phénomène gravissime mettant en péril l'espèce dans un délai relativement court.

A l'origine, il y a quelques dizaines de milliers d'années, la nourriture de l'homme était essentiellement composée d'aliments riches en fibres, calcium, acide ascorbique et pauvre en graisses. Ce régime alimentaire dit des «chasseurs-cueilleurs» a perduré même lorsque l'agriculture et l'élevage sont apparus, jusqu'à la fin du XVIIIème siècle. La révolution industrielle des XIXème et XXème siècles transforma complètement le mode alimentaire : les individus consommèrent plus de graisses, plus de sucres raffinés, moins de fibres et moins d'hydrates de carbone complexes. Il semble évident que depuis cette époque, l'homme moderne utilise un système digestif et métabolique adapté depuis des millénaires à un régime très différent de celui qu'il suit de nos jours. Il se nourrit d'une manière tout à fait anormale, ce qui entraîne des conséquences néfastes au plan de la santé. Parmi ces conséquences figurent : l'obésité, les troubles cardio-vasculaires, les cancers.

L'homme est doté d'un système métabolique et digestif basé sur l'absorption d'aliments crus : la découverte et l'utilisation du feu ont profondément modifié le régime alimentaire des individus en dénaturant les aliments et en y introduisant des facteurs cancérogènes.

La nourriture et l'environnement de nos aïeux

Les aérosols toxiques provoqués par les déchets volatils industriels et les produits provenant de la combustion de l'essence, du fuel lourd, du gaz-oil ne pouvaient se condenser et dériver au gré des vents dominants dans l'atmosphère ou biosphère, car ils n'existaient pas.

Les mers n'étaient pas polluées par le dégazage des pétroliers ou les naufrages de tankers libérant des millions de tonnes d'hydrocarbures néfastes pour la faune marine. Faute d'aérosols, il ne pleuvait pas sur les champs quantité de produits toxiques dont certains mutagènes et cancérogènes tels que : oxydes nitriques, anhydride sulfureux, aldéhydes, chlore, fluorures, acide sulfurique, benzopyrène, amiante, cadmium, beryllium, plomb, baryum, uranium, strontium, métaux diffusés dans l'air par différents types d'industries.

Les familles ne s'exposaient pas au soleil comme le font les vacanciers actuels dès qu'ils se trouvent en pleine nature, saisis par une sorte de fureur de bronzage imbécile. Au contraire, elles se protégeaient non seulement la tête mais le corps tout entier et à juste raison quand on sait que les rayons U.V. peuvent induire une tumeur maligne, ainsi que cela se produit en Australie, avec une fréquence particulière, chez les colons blancs occupés à la mise en valeur des terres.

Les gens habitant près des côtes se baignaient rarement et s'ils le faisaient, c'était dans une mer propre non polluée par les rejets industriels et les excréments des centres urbains.

Nos aïeux ne répandaient pas sur les surfaces cultivables des tonnes d'engrais chimiques et des pesticides : les fruits et les légumes, les céréales étaient vierges de toute pollution chimique.

Les animaux de basse-cour et autres n'étaient pas élevés avec des aliments composés, truffés d'antibiotiques, de sulfamides, d'hormones de croissance.

L'eau de boisson était naturelle, ne comportant pas comme aujourd'hui des résidus de nitrates, de nitrites en provenance des engrais qui polluent les nappes phréatiques.

Le vin n'était pas «trafiqué» comme de nos jours. Les docteurs Melot, chirurgien, et Rouxeville du Centre Hospitalier de Lorient, sphère O.R.L. écrivaient en décembre 1979 :

«La fréquence carcinologique O.R.L. et oesophage semble plus importante en Bretagne que dans les régions productrices de vins (Languedoc, Bourgogne, Bordelais). Or, si l'on boit beaucoup dans toutes ces régions, la qualité du vin n'est pas partout la même et nous n'hésitons pas à penser au rôle possible des additifs et des conservateurs pour les régions telles que le Sud-Finistère et le Morbihan, ou l'on boit un vin industriel».

Tout le monde connaît les marques de ces vins industriels vantés par une publicité tapageuse. Le siège social de ces marques se trouve à Paris. Cependant aucune enquête n'a jamais été réalisée.

Enfin, les produits alimentaires ne comportaient ni conservateurs, ni colorants chimiques et les médicaments fort peu nombreux dérivaient de substances végétales ou animales dont les effets bénéfiques avaient été empiriquement constatés depuis de nombreuses générations.

Qu'en est-il aujourd'hui ?

Il n'existe pas un seul produit alimentaire qui ne soit pas traité par des produits chimiques de synthèse, en général toxiques ou dont la non-toxicité ait été démontrée de façon formelle.

En résumé

Sans vouloir noircir à souhait une situation d'absorption bien alarmante, je dirai cependant que ni en haut ni en bas, l'organisme ne trouve les conditions nécessaires et obligatoires pour lui assurer un métabolisme convenable répondant à des normes naturelles fixées avec rigueur à l'origine de sa constitution.

Bien au contraire, la transformation de la biosphère dans laquelle cet organisme doit évoluer et prospérer est telle que l'on peut se poser la question de savoir comment il arrive encore à s'adapter sans que surviennent des événements dramatiques affectant son intégrité et sa longévité.

En fait, si les progrès de la médecine n'avaient pas été accomplis tels que nous les connaissons depuis quelques dizaines d'années dans nos sociétés hautement industrialisées, nous assisterions à une progression extraordinaire des décès due à des conditions de vie et d'alimentation aberrantes.

Il faut se garder de crier trop tôt victoire car si l'on est parvenu à prolonger la vie des individus par l'utilisation notamment des antibiotiques, en définitive, hormis les épidémies et les infections, non seulement on n'a pas vaincu la plupart des maladies graves mais l'on assiste à une recrudescence de ces affections et à l'irruption de maladies nouvelles devant lesquelles la médecine traditionnelle se trouve désemparée et impuissante.

Si l'organisme des individus n'est plus atteint par des maladies mortelles à court terme, il est affecté à long terme d'une sorte de «pourrissement progressif» dû non seulement à la modification de la biosphère mais à l'alimentation polluée et à la prescription de médicaments de synthèse.

L'absorption intellectuelle

Pour en terminer avec ce problème d'absorption, je soulignerai qu'il n'existe pas seulement le fait d'absorber physiquement les substances nécessaires à l'entretien et au développement de l'organisme, mais également : celui d'absorber des idées et des événements enrichissants pour l'esprit.

En effet, l'être humain ne possède pas seulement un corps

composé de milliards de cellules mais également UN CERVEAU où siège cette chose indéfinissable que l'on nomme entendement qui régit le comportement physique et psychique de cette association de cellules gouvernée par un code génétique qui n'est pas simplement, d'après moi, l'expression d'un processus purement physico-chimique.

Scientifiquement parlant et dans le cadre de l'étude de la maladie cancéreuse, on ne peut passer sous silence les facteurs psychiques susceptibles d'intervenir dans le processus de déclenchement de la maladie et au cours de son évolution.

Dans le cas d'émotions permanentes insidieuses ou brutales, le cerveau est perturbé au point de transmettre aux cellules des pulsions et des ordres erronés. L'on comprend de la sorte les modifications de terrain intra et extra-cellulaires, la rupture de l'équilibre hydro-électrique de l'organisme, les déséquilibres hormonaux qui président souvent à l'initiation de la maladie.

Des facteurs psychiques interviennent sur la régulation hormonale, engendrant des processus chimiques que l'on commence à connaître, à défaut de les comprendre.

Facteurs psychiques promoteurs

Le cerveau et ses médiateurs chimiques interviennent dans nombre de maladies dites «psychosomatiques», c'est un fait établi. Le rôle des médiateurs chimiques au niveau des fonctions cérébrales a été mis en évidence mais nous ignorons pratiquement quels facteurs interviennent dans la mise en jeu de ces mécanismes que, d'ailleurs, nous ne connaissons pas tous. Il est impossible de prouver le rôle exact du cerveau dans l'étiologie du cancer du fait de l'ignorance dans laquelle nous nous trouvons au sujet de ses fonctions précises.

On ne peut que pressentir ces mécanismes en se fiant à des constatations nombreuses qui tendent à nous démontrer que le cerveau est capable d'agir sur l'organisme en créant chez les individus trois états précis :

1 - Un état d'équilibre.

2 - Un état de déséquilibre dans la mesure où certains individus se trouvent contraints de réprimer leurs pulsions d'une manière plus ou moins permanente.

3 - Un état de démence.

C'est dans le second état qu'apparaîtront des maladies telles que : l'ulcère de l'estomac ou du duodénum, des troubles de la sphère génitale, des troubles psychiques, des affections du collagène, l'asthme, certaines formes de rhumatisme, certains cancers des organes génitaux féminins. C'est ainsi qu'existe une remarquable similitude caractérielle chez la plupart des femmes développant un cancer du sein ou des organes génitaux.

D'une façon générale, ces femmes présentent les caractères suivants :

1 - Inhibition sexuelle.

2 - Aucun désir de maternité.

3 - Sentiment d'être mal dans sa peau.

4 - Manque de réussite professionnelle.

5 - Insatisfaction permanente dans l'accomplissement de l'acte sexuel, dans le cadre du mariage ou de l'union libre.

6 - Agressivité ou haine vis-à-vis des proches ou vis-à-vis de l'ensemble de la société.

7 - Jalousie manifestée à l'égard de parents ou d'autres personnes.

8 - Timidité excessive.

9 - Complexes de toutes sortes.

10 - Etats dépressifs provoqués par la rupture d'un lien sentimental, la perte d'une situation, des catastrophes sur le plan financier, un deuil, une peur à la suite d'un événement tragique.

Parfois également : peur irraisonnée du lendemain chez des femmes jouissant d'un statut social élevé et s'ennuyant mortellement dans leur foyer.

A souligner que parmi les individus se trouvant dans l'état numéro 3 de démence, les schizophrènes ne font pratiquement pas de cancers.

Il reste évidemment à expliquer comment ce que nous désignons par le terme général d'esprit est capable d'influencer la sécrétion hypothalamique. Cela est une autre histoire...

En l'état actuel de nos connaissances, il n'est pas possible de soutenir par une démonstration logique et scientifique que l'esprit, la pensée assurent l'équilibre de tout le système des glandes endocrines ou au contraire provoquent des troubles hormonaux si importants qu'ils déclenchent des maladies dites «psycho-somatiques». On ne peut que constater le phénomène.

Dans le cadre de l'étude des causes du cancer, je suis convaincu que nombre de cancers ont pour origine une situation psychique telle qu'elle engendre la transformation de cellules normales en cellules malignes chez tel ou tel individu et qu'une modification de cette situation dans un sens heureux peut parvenir à rendre le processus de cancérisation éventuellement réversible. Je citerai à titre d'exemple le cas de malades incurables ayant subi une laparotomie destinée à juger si la tumeur était extirpable ou non et qui ont guéri complètement dans les mois qui ont suivi l'intervention.

Il faut croire que ces cancéreux pensaient avoir été délivrés du cancer et se remettaient à espérer en la vie. Cette satisfaction purement mentale avait certainement provoqué une **MODIFICATION BIOLOGIQUE.**

Il semble que l'homme heureux ne fasse pas de cancers.

Elimination physique

L'organisme évacue instinctivement les résidus de toute absorption. Ce phénomène d'élimination se produit de manière inconsciente, étant sous la dépendance de notre système neuro-végétatif sympathique et para-sympathique.

En cas de surcharge, par suite d'erreurs de diététique ou par l'administration intensive de substances chimiques telles que les médicaments et certains produits alimentaires, le corps humain ne parvient plus à les éliminer par les émonctoires naturels. En outre, des substances complexes se crééent à l'intérieur même de l'organisme entraînant des situations pathologiques déroutantes.

Les résidus s'accumulent dans les organes et dans les tissus: articulations, vésicule, foie, rate, artères, reins, etc... Ces résidus sont généralement décelables par radiographies ou autres procédés, par analyses. C'est, en fait, *la partie visible de l'iceberg* que constituent ces dépôts. En réalité, cette partie visible dissimule les deux tiers des véritables surcharges qui affectent généralement tout organisme particulièrement à la période du troisième âge.

Il est regrettable que l'on ne songe jamais à l'accumulation de certains dépôts sur les surfaces membranaires des cellules, échappant à toute investigation par les moyens connus. En particulier, aux péroxydes : sialo-glycoprotéines et lipoprotéines qui provoquent l'asphyxie de la cellule et empêchent l'action des anticorps.

Par suite de ces dépôts, une cellule peut voir son métabolisme perturbé, une mutation peut se produire et engendrer le cancer. Ce qui est grave c'est que ces résidus indécelables se déposent sur les surfaces membranaires et ne peuvent être évacués par l'organisme du fait de son vieillissement. Plus grave encore, certaines substances se fixent sur l'A.D.N., lésant le code génétique.

En résumé : de nombreuses substances chimiques ne sont plus évacuées par l'organisme et se fixent dans les organes, dans les tissus, sur les surfaces membranaires et l'A.D.N.

Un cas type

Un simple exemple fera comprendre à quel degré de contrainte est soumis un organisme au plan physique dans nos sociétés modernes, contrainte qui semble affecter tout particulièrement l'élément féminin.

Une femme, employée de bureau ou travaillant en usine, célibataire ou mariée et mère d'un ou plusieurs enfants est, en général, astreinte à un mode de vie que l'on peut qualifier à juste titre de délirant.

Levée de bonne heure et se couchant fort tard, du fait du temps nécessaire pour se rendre à son lieu de travail et en revenir, cette femme ne dort que six à sept heures. Ce qui est insuffisant. Si elle a des enfants, elle est souvent réveillée par ce petit monde, ce qui abrège encore son temps de repos.

Absorbant son petit déjeuner à la hâte, ou n'en prenant pas, faute de temps (les deux formules sont néfastes pour l'organisme), mal réveillée et sous tension (peur de rater son train ou son bus, peur d'arriver en retard si elle dispose d'un véhicule automobile, à cause des encombrements), notre employée ne pourra aller à la selle d'une manière normale, soit parce qu'elle n'en éprouve pas l'envie, soit parce qu'elle se retient même si l'envie se fait sentir pour les raisons exposées précédemment.

C'est ainsi que 70%, ou davantage, de femmes présentent une constipation chronique ou des troubles colitiques permanents. Il n'est pas rare de voir des femmes demeurer trois ou quatre jours sans aller à la selle. On connaît les conséquences de semblable situation : fermentations intestinales, troubles hépatiques, céphalées, troubles du caractère, etc. A la limite, si la situation se prolonge, le psychisme risque fort d'être perturbé.

Une véritable intoxication se produit faute d'élimination régulière. Pour lutter contre cet état devenu chronique, il sera alors fait appel à des laxatifs vantés par une publicité qui se garde bien d'indiquer leurs actions indésirables. Le processus d'auto-destruction prend naissance d'une façon apparemment anodine.

Le repas du midi est pris soit dans une cantine, soit dans un self-service ou un restaurant. Le libre choix de la nourriture ne peut s'exercer : on mange n'importe quoi parce qu'il faut manger et le faire...rapidement. De plus, la base de cette alimentation est constituée par des conserves ou des produits congelés ou surgelés, préparés avec des huiles végétales bon marché et de qualité douteuse.

Les desserts consistent la plupart du temps en des produits fabriqués industriellement. Le lait, le vin et pratiquement toutes les autres boissons sont trafiquées. On y trouve des colorants, des additifs, des conservateurs et quantité d'autres substances chimiques nocives.

Les fruits ont été traités avec des pesticides, des fongicides. Ils ont été parfois irradiés. Quant aux légumes mis en conserve, de ce fait et également du fait de la cuisson, ils ont perdu leurs vitamines. D'où les carences sévères observables après plusieurs mois de semblable régime alimentaire.

Lorsque cette femme rentre chez elle, sa journée de travail achevée, n'ayant ni le temps ni le courage de préparer des plats cuisinés, elle trouve pratique de servir à table les mêmes conserves et produits surgelés achetés généralement dans un supermarché. Ainsi s'aggraveront encore la carence vitaminique et l'absorption de substances chimiques dangereuses.

Soumise à une tension constante du fait des normes de production ou de travail, dépendante d'un horaire précis qui règle désormais ses activités quelles qu'elles soient, vivant dans l'angoisse de ne pouvoir l'observer et donc de perdre son emploi, tenue de remplir ses obligations familiales et conjugales, souvent contre son gré, cette victime des temps modernes, devenue robot de la société de consommation, ne va pas tarder à devenir insomniaque.

Epuisée, mais trop énervée pour trouver un sommeil réparateur, elle absorbera alors des somnifères. Le processus d'auto-destruction déjà enclenché par la prise de laxatifs va prendre une nouvelle dimension. L'état dépressif ira en s'aggravant et pour lutter contre celui-ci, il sera , en général, prescrit par le médecin traitant des anti-dépresseurs, à moins que, comme cela se produit fréquemment, notre «robot» ne décide de s'adonner à la même drogue que celle que prend une amie de bureau ou d'usine, ou une voisine de palier. Cette dernière pratique étant la plus dangereuse.

S'il s'agit non pas d'un état dépressif mais au contraire d'un état de surexcitation, seront utilisés des médicaments comme le valium, le librium et autres dépresseurs. Combien de femmes prennent d'elles-mêmes à la fois un dépresseur et un anti-dépresseur ! C'est ainsi que se construisent les fortunes des laboratoires du monde entier.

Outre le phénomène d'accoutumance qui se manifestera au bout d'un certain temps et nécessitera une prise de plus en plus importante de ces produits, enfermant ainsi peu à peu le consommateur dans une véritable prison, il y a lieu de considérer que tous les barbituriques, tranquillisants et anti-dépresseurs portent atteinte à l'intégrité du système cérébral, lésant ou détruisant de façon irréversible les cellules nerveuses.

Ceci est grave d'un double point de vue : lésion ou destruction organique mais également modification des différents processus qui induisent le comportement psycho-somatique du drogué d'un nouveau genre à la suite des prescriptions de la médecine allopathique. En fait, par la prescription de ces médicaments-drogues, on assiste à une véritable intoxication des patients auxquels on ne demande pas leur avis.

Ces drogues ne devraient être prescrites et utilisées que dans des cas graves et précis se caractérisant par des atteintes des récepteurs catécholaminergiques avec déficit des neuro-transmetteurs comme la dopamine ou la noradrénaline, ou surcharge, c'est-à-dire dans les cas de névroses obsessionnelles, de schizophrénie.

Outre les troubles occasionnés par ces produits au niveau cérébral tels que diminution ou augmentation de l'auto-stimulation, de l'apprentissage et de la mémoire, il y a lieu de considérer le sort de ces médicaments après absorption.

Contrairement à ce que l'on pense, les principes actifs ne sont pas éliminés entièrement. Ainsi, le Diazépam, principe actif du Valium n'est pas résorbé en totalité au niveau du tractus intestinal. Une partie du produit se lie aux protéines sériques et une autre se fixe dans le tissu adipeux. Il en est de même avec la plupart des drogues psychotropes dont l'élimination n'est jamais complète.

Mais revenons à notre employée citée en exemple. Comme plus d'une femme sur trois utilise la «pilule», préparation hormonale empêchant la libération des ovules pendant la fécondation, il y a fort à parier qu'elle l'utilisera soit parce qu'elle ne désire pas un enfant dont la venue modifierait les conditions de vie imposées par la nécessité de travailler et de gagner un salaire, soit parce que, déjà mère de famille, elle ne souhaite pas assumer la très lourde charge que constituerait la naissance et l'éducation d'un nouvel enfant.

Dans l'un et l'autre cas, on ne peut reprocher à cette femme de faire appel aux contraceptifs. Si un reproche était à formuler il s'adresserait en premier lieu au mari qui accepte que son épouse travaille ou qui parfois l'oblige à travailler et en second lieu, et surtout, aux responsables à tous les niveaux d'un système économique et politique dans lequel, le salaire seul du mari ne permet pas d'assurer l'existence du couple.

Or l'utilisation de la pilule va contre nature. Ce que les femmes ignorent la plupart du temps, c'est le mécanisme à la base de l'inhibition de l'ovulation. Elles absorbent la pilule comme elles absorberaient un bonbon sans en connaître les effets sur leur organisme. Cet acte apparemment anodin relève de l'aberration mentale. En effet, la pilule classique contient une substance à base d'hormones oestrogènes et une substance progestative.

L'arrêt de l'ovulation est dû à une action directe sur le diencéphale. Les hormones sécrétées par l'hypophyse voient leur production inhibée. De ce fait, les organes sexuels demeurent inactifs.

Un examen attentif de ce processus fait apparaître qu'il conduit inévitablement à des désordres hormonaux. Par l'usage de la pilule, non seulement on porte atteinte à l'intégrité du cerveau dans ses couches les plus profondes et mal connues mais aussi à celle de l'organisme tout entier.

Il n'existe pas de pilules oestroprogestatives dépourvues de risques et à propos desquelles l'innocuité ait été rigoureusement démontrée.

Beaucoup de médecins et spécialistes estiment que l'usage de la pilule peut provoquer des tumeurs malignes chez les femmes prédisposées (hérédité ou induction par substances chimiques présentes dans l'environnement) ou des malformations chez les nouveaux-nés. Ce qu'ils affirment avec certitude c'est que la prise prolongée de contraceptifs expose à des affections vasculaires telles que les tromboses et à des troubles psychiques entraînant une modification du caractère et du comportement.

Ainsi nous venons de voir que notre employée, par l'absorption de trois catégories de médicaments en apparence anodins risque fort de provoquer des troubles généralement irréversibles.

Si, de plus, cette personne souffre de céphalées, de migraines, de rhumatisme, ce qui est assez fréquent, elle sera tentée pour faire disparaître la douleur, d'avoir recours à des produits qui aggraveront ses troubles digestifs ou intestinaux au point de favoriser l'apparition d'un ulcus gastro-duodénal.

Généralement, notre employée prendra des médicaments d'elle-même, sans consulter. La publicité faite pour ces substances qui entrent dans la composition d'une multitude de marques, les présentant comme des sédatifs miraculeux. Mais cela n'est encore rien...

Supposons que le rhumatisme dont souffre notre employée ne cède pas -et il n'y a aucune raison pour qu'il cède puisque les médicaments prescrits agissent seulement sur la douleur, c'est-à-dire l'effet et non la cause- elle ira consulter son médecin traitant qui lui prescrira soit des antalgiques tels que : antipyrine, pyramidon, phénacétine, phénylbutazone etc. ou similaires, soit de la cortisone ou des dérivés corticoïdes.

Or tous ces médicaments ne sont pas curatifs de la maladie elle-même mais de ses effets. Leur action sédative n'est d'ailleurs que temporaire et pour une atténuation toute relative de la douleur ou du processus inflammatoire, le médecin prescripteur aura pris la responsabilité de déstabiliser le malade sur le plan hormonal et parfois psychique. Les accidents dus à la prescription des corticoïdes ne se compte plus : eczéma de contact, hypertension, troubles gastro-intestinaux, ostéoporose, oedèmes, etc.

Jusqu'à présent nous n'avons envisagé pour la femme citée en exemple que des troubles bénins. Imaginons qu'elle fasse une «mauvaise grippe» ou une otite, il est fort probable que lui soit prescrit un antibiotique. Le jeu n'en vaut pas la chandelle et l'on peut enrayer ou guérir une grippe sans utiliser semblable médicament qui ne devrait être employé que dans des affections mettant en péril la vie du malade.

En cas de maladie grave, le médecin prescrira fort souvent un ou plusieurs remèdes choisis parmi des centaines aux actions indésirables évidentes. Certains parviendront à améliorer temporairement le malade mais pourront aussi provoquer des troubles graves qui risquent d'amener ce dernier sur un lit d'hôpital.

Pour conclure, il s'avère que notre employée non seulement aura absorbé des substances chimiques dangereuses produites par les laboratoires, mais également toutes celles que l'on rencontre dans l'alimentation et l'air ambiant.

Or, au-delà d'une certaine concentration en produits chimiques dans les milieux intra et extra-cellulaires, l'organisme ne parvient plus à éliminer ce qui est contraire à sa nature, ce qui lui est étranger. Comment s'étonner alors qu'apparaissent un jour des maladies irréversibles, dont le cancer ?

Affirmation et croissance

Au nombre des pulsions élémentaires figurent également celles que nous nommerons : *affirmation et croissance*. En réalité, il s'agit d'une seule et même pulsion. Dans le règne végétal, animal, bactérien, viral, toutes les espèces possèdent une force instinctive les poussant irrésistiblement à grandir, s'affirmer et conquérir pour tenter de dominer.

Cette pulsion est le fait de tous les êtres. Elle caractérise le principe vital que nul n'est parvenu à expliquer à ce jour. Elle s'exprime par des phénomènes physiques auxquels l'homme ne peut échapper. Toutefois, chez l'homme, cette pulsion n'est pas seulement l'expression de phénomènes purement physico-chimiques. Du fait de la cérébralisation, cette pulsion s'exerce également à un niveau psychique. En général, cette pulsion se trouve de nos jours soit pervertie, soit réprimée, et c'est bien là ce qui constitue un drame pour l'individu qui vit en société.

La société moderne a créé chez les plupart des individus un état de dépendance et de soumission qui va à l'encontre de la pulsion naturelle d'affirmation et de croissance.

Les sociétés et les états se sont fondés sur des lois morales essentielles pour en créer d'autres associées de mesures corcitives dans le cas de non-respect. Ces lois morales érigées du même coup en lois pénales vont souvent à l'encontre du but recherché et induisent à plus ou moins longue échéance une parfaite immoralité.

Paradoxalement, on constate que moins une société est évoluée, moins il y a des lois morales-pénales contraignantes, moins il y a de crimes et de délits de tous ordres. A chaque interdiction, à chaque promulgation d'une loi contraignante, à chaque coercition, apparaît par une sorte de défi de la part des individus, une recrudescence d'actes qui vont à l'encontre de ces lois qui n'ont bien souvent qu'un rapport lointain avec les lois essentielles connues instinctivement par tous. Nombre de ces lois favorisent hypocritement la domination sur la masse des profiteurs politiques de tous bords. Les individus ne sont pas dupes et réagissent parfois violemment. Peut-on le leur reprocher ?

Cette attitude semble être le signe d'un bon état psychique, n'en déplaise à certains moralistes, législateurs de surcroît. De telle réactions sont rares de nos jours. Comment imaginer un seul instant que notre employée de bureau ou d'usine puisse exprimer librement ses pulsions naturelles?

Tenue de respecter des horaires démentiels dans sa vie de travail et même en dehors de son travail ; en permanence sous tension, épuisée, droguée, robotisée et matraquée par une publicité souvent débile ; influencée par des médias qui l'orientent vers une sous-culture remarquable ; dépendante d'un nombre considérable d'organismes qui la prennent en charge ; devenue par la force des choses esclave non seulement d'un époux ou compagnon égoïste mais également d'un état qui prétend s'occuper de son devenir et pense à sa place, enfin, fort souvent d'un syndicat qui fait de même, cette femme aura acquis une mentalité d'assistée.

En de semblables circonstances, l'absorption sous toutes ses formes est mauvaise. L'affirmation et la croissance demeurent lettre-morte. A défaut d'affirmation, les manifestations de défenses et de survie s'amenuisent, tendent à disparaître.

Ce qui est vrai au plan de l'esprit, l'est également au plan matériel. L'affirmation (tonus) et la croissance harmonieuse de l'organisme laissent à désirer du fait de l'absorption de produits alimentaires pollués, de drogues médicamenteuses. Les individus appartenant à notre forme de société sont les victimes des coopératives agricoles, des laboratoires de produits pharmaceutiques, des fabricants de produits alimentaires qui, par une publicité mensongère, les ont peu à peu conditionnés. La plupart des pulsions élémentaires physiques et psychiques ont été dénaturées, perverties, orientées pour servir des intérêts politico-financiers.

Embrigadé dès la naissance dans le système, pris en charge par l'état à tous les niveaux, soumis à des contraintes terrifiantes dans tous les domaines, comment l'individu pourrait-il encore s'affirmer, croître et tenter de dominer ? Ecrasé, anéanti, trompé, bafoué, n'ayant plus rien à conquérir ou même à espérer, l'homo sapiens est devenu : *l'homo imbecilus beatus.*

CHAPITRE VI

GUERIR
Ce qu'il faut d'abord comprendre

Dysplasie, Aplasie, Hyperplasie

Toute dysplasie, c'est-à-dire anomalie du développement d'un tissu quelconque de l'organisme, réalisant des difformités, voire des monstruosités est inductrice de cancers.

De même toute aplasie, c'est-à-dire arrêt du développement d'un organe, qui, de la sorte, n'atteint pas son stade ultime de croissance, est génératrice de cancers. C'est le cas de cancers se manifestant dans un testicule non descendu, par exemple.

Egalement une hyperplasie, c'est-à-dire le développement anormal d'un tissus sans modification de ses caractéristiques, engendrera le même résultat. S'il s'agit d'une glande, il se produit une augmentation du produit de sécrétion du fait de la plus grande quantité de tissu fonctionnel : l'organe-cible sera affecté dangereusement.

De là, la nécessité d'un équilibre permanent entre l'anabolisme et la réceptivité.

Le métabolisme, c'est-à-dire les échanges, les transformations chimiques et biologiques au niveau des cellules doit être parfait.

Depuis quelques décennies, l'anabolisme, c'est-à-dire la construction du tissu vivant à partir des substances actives apportées par l'alimentation se trouve profondément modifié. Nous mangeons trop et notre nourriture comporte quantité de produits chimiques nocifs capables d'affecter nos gènes.

Profils de risque de cancers

Chez la femme

Cancer du sein

Teintures capillaires (2,4 toluène diamine).
Antécédents familiaux (mère cancéreuse, surtout).
Mastopathie scléro-kystique (diminution de la capacité de réceptivité).
Oestrogénothérapie prolongée.
Obésité (régime riche en lipides).

Cancer du col de l'Utérus

Dysplasie cervicale (anomalie du développement).
Inflammation permanente par suite d'infections (réceptivité amoindrie).
Relations sexuelles multiples (ce qui augmente les risques d'infection). Infection bactérienne ou virale (voir enquêtes réalisées en Israël).

Cancer du corps de l'Utérus

Dans la phase post-ménopause (réceptivité diminuée ou complètement arrêtée).
Métrorragie.

Cancer de l'ovaire

Antécédents familiaux.
Stérilité (affaiblissement de la capacité de réceptivité).
Hyperplasie de l'endomètre.
Papillome de l'endocol (dû à un virus connu).

Chez l'homme

Cancer broncho-pulmonaire

Risques inhalatoires professionnels ou autres (hydrocarbures, Amiante, etc.).
Dysplasie et métaplasies bronchiques (réceptivité amoindrie).
Tabagisme.
Virus?

Cancer de l'oesophage

Dysplasie.
Ethylisme.
Brachy-Oesophage.

Cancer O.R.L.

Tabagisme.
Ethylisme.
Risques inhalatoires professionnels (colorants, chrome, etc.).
Dysplasie.
Virus ?

Cancer de la vessie

Tabagisme.
Risques professionnels (colorants, chrome, etc.).
Dysplasie.
Papillome (dû à un virus).

Carcinone hépato-cellulaire

Cirrhose.
Risques professionnels (colorants et autres).
Virus ?

Dans les deux sexes

Cancer du colon-rectum

Antécédents familiaux.
Risques professionnels.
Polypose.
Régime pauvre en fibres diététiques.

Cancers de l'estomac

Dysplasies.
Régime nitraté.
Ulcère gastrique.
Risques professionnels et autres.

Nous trouvons pour les différents types de cancers les facteurs suivants :

Chez la femme

Dysplasie ou hyperplasie cité 2 fois.
Antécédents familiaux cité 2 fois.

Diminution de la réceptivité cité 4 fois.
Virus cité 2 fois.
Teinture capillaires cité 1 fois.

Chez l'homme
Dysplasies cité 4 fois.
Risques inhalatoires et professionnels cité 4 fois.
Tabagisme cité 3 fois.
Ethylisme cité 4 fois.
Virus cité 3 fois.
Dans les deux sexes

Antécédents familiaux
Dysplasies, aplasies, hyperplasies, c'est-à-dire diminution de la réceptivité.

L'impression qui prédomine après examen de ce tableau est la suivante : la cause du cancer paraît être un virus affectant un organe ou un tissu héréditairement prédisposé à favoriser sa pénétration ou son action du fait d'une dysplasie ou aplasie ou hyperplasie résultant d'un trouble du patrimoine génétique des individus. Le virus exercerait son action sur des gènes «fragiles» qui se déstabiliseraient par suite d'une rupture entre anabolisme et capacité de réceptivité des organes ou tissus.

Toutefois, cette première impression semble devoir être corrigée par le fait que tous les individus ne présentent pas une fragilité héréditaire. Dans ce cas, il serait loisible de prétendre que la cause du cancer pourrait être un virus affectant un organe ou un tissu non héréditairement prédisposé lequel exercerait son action sur des gènes normaux (oncogènes) maintenus non-fonctionnels par la synthèse correcte d'un répresseur dans la période post-embryonnaire.

Autrement dit, le cancer apparaîtrait dans le cas où se produirait une altération des gènes de régulation inhibant la synthèse du répresseur. Le virus trouverait alors les conditions favorables à son action par suite d'une modification de terrain provoquée par certains agents chimiques présents dans l'alimentation ou l'air, ou par des irradiations.

Cela, c'est l'hypothèse virale.

Il existe d'autres hypothèses dont celle-ci : les cellules saines portent les germes de leur propre prolifération anarchique sous forme de gènes du cancer ou oncogènes. Ces gènes font partie de l'appareil génétique de la cellule et ne deviennent oncogènes que par suite de différents événements les affectant : irradiations, substances chimiques, virus.

Ces gènes étaient fonctionnels durant la période embryonnaire pour ensuite se trouver «réprimés». Ainsi, par exemple, un gène réprimé peut à nouveau s'exprimer si une substance chimique se fixe sur une fraction de l'A.D.N. où il se trouve placé et l'altère ou le déplace.

Robert Weinberg, de l'Institut de Technologie du Massachussets et Geoffroy Cooper, de l'Ecole de Médecine de Harvard, ont montré que des fragments d'A.D.N. de la longueur d'un gène, fragments isolés à partir de certaines tumeurs non induites par des virus, sont capables de provoquer des cancers lorsqu'on les introduit dans des cultures de cellules saines.

Les gènes du cancer sont spécifiques des différents types de tumeurs. Dans la thèse adressée à l'Académie des Sciences des Etats-Unis, 1980, j'écrivais : *«De plus, des gènes normalement fonctionnels antérieurement à un stade du développement embryonnaire sont maintenus non-fonctionnels par le répresseur dont la synthèse dépend des gènes de régulation. Il faut donc des circonstances très particulières pour expliquer que des gènes normaux deviennent responsables de la cancérisation.»*

Quelles peuvent être ces circonstances ?

1 - Absence soudaine du répresseur synthétisé par les gènes de régulation, et donc, les gènes de l'enzyme ne se trouvent plus réprimés. L'enzyme est alors activée et se trouve libérée dans le cytoplasme. Il se produira une transformation cellulaire.

2 - Apparition de substances chimiques étrangères à l'organisme, se fixant sur l'A.D.N.

3 - Apparition de substances chimiques produites par les cellules elles-mêmes, susceptibles d'altérer les gènes non fonctionnels. Par exemple, susceptibles de dissoudre les histones protectrices de ces gènes (acide lactique).

Le cancer semble être produit soit par un défaut de composants génétiques, soit par un dérèglement du mécanisme contrôlant l'expression des gènes et en particulier de ceux responsables du cancer.

Les expériences réalisées par Weinberg et Cooper confirment bien ce que je prétendais dès 1979, à savoir que certains gènes cellulaires sont oncogènes et qu'il n'est pas nécessaire de faire intervenir des virus pour expliquer le cancer.

Les biologistes obnubilés par l'idée que la cause du cancer était un virus ont fait dépenser aux états des sommes astronomiques en pure perte. Les Anglo-Saxons ont eu le mérite de reconnaître à quel point la recherche contre le cancer a été un scandaleux gaspillage de milliards et même une fraude car le public a été constamment berné (professeurs Watson, Furst, Nossal, Bross, le sénateur Mac Govern).

Afin que le processus de la cancérisation soit compréhensible par tous, il semble nécessaire d'exposer ce qui suit :

Chaque organe peut être défini comme une «colonie cellulaire», c'est-à-dire un groupement stable de millions de cellules possédant des activités spécifiques.

Ainsi, par exemple, la colonie cellulaire constituant le foie est complètement différente de celle qui constitue le poumon, ou le coeur.

Dans chacune de ces colonies, les cellules sont différenciées.

Toutes ces cellules :

1 - Absorbent des substances nutritives et des sels biochimiques ou d'extraits organiques ou glandulaires en proportion harmonieuse.

2 - Eliminent les déchets de leur métabolisme.

3 - Communiquent entre elles et sont sensibles à des signaux de régulation.

4 - Se réparent en cas d'accidents grâce à des enzymes, si l'A.D.N. est lésé.

5 - Se défendent contre toute intrusion d'agents étrangers grâce à des anticorps et une police bien organisée (lymphocytes).

6 - Produisent de l'énergie grâce à de petits générateurs nommés mitochondries.

7 - Travaillent en fonction d'un programme inscrit dans les gènes contenus dans leur noyau, pouvant accélérer ou freiner ce programme, en fonction de leur environnement.

8 - Se reproduisent par mitose pour assurer l'homéostasie de la colonie cellulaire (stabilisation des diverses constantes biologiques). Cette fréquence de division semble être inscrite dans le capital génétique contenu dans le noyau mais peut se trouver accélérée par une synthèse accrue de différentes substances (hormones) en provenance de glandes, ou de substan-

ces chimiques exogènes.

9 - Se reposent parfois : on dit alors qu'elles sont «quiescentes».

Certains gènes fixés sur les chromosomes sont «nus», c'est-à-dire fonctionnels, assurant la production de protéines. D'autres sont «couverts», non fonctionnels, maintenus de la sorte par un répresseur.

Le répresseur est une molécule particulière dont la synthèse dépend des gènes de régulation.

Si les gènes de régulation sont altérés, le répresseur ne sera plus synthétisé et les gènes non fonctionnels deviendront alors fonctionnels induisant la production de protéines aberrantes, c'est-à-dire dont l'organisme n'a nul besoin ou qui ne correspondent pas à celles dont il a besoin, au-delà de la période embryonnaire, lorsque l'homéostasie de la colonie cellulaire est assurée et harmonieusement réglée.

Toutes ces cellules baignent dans un «milieu intérieur» défini par Claude Bernard, milieu composé d'eau et de nombreux sels biochimiques qui s'y trouvent à dose infinitésimale. Ce milieu «extra-cellulaire» peut varier considérablement. Il est nommé également «ciment intercellulaire» et doit comporter un taux de calcium suffisant pour assurer une certaine solidité et cohésion à l'ensemble de la colonie.

Toutes ces cellules respirent grâce à l'oxygène véhiculé par les globules rouges. On dit qu'elles sont *aérobies,* par opposition à celles qui n'ont pas besoin d'oxygène pour assurer leur métabolisme et que l'on nomme *anaérobies*.

Chez un être humain, toutes les cellules sont aérobies et ont besoin d'oxygène pour que le phénomène de la mitose se produise et également que les lymphocytes puissent accomplir leur travail de phagocytose (destruction des agents étrangers à l'organisme).

L'orthoplasie est définie par le développement harmonieux de l'ensemble des cellules constituant la colonie cellulaire : fonctionnelles et reproductrices.

Pour que l'orthophasie soit correcte, il est nécessaire qu'un équilibre existe entre *l'anabolisme* (ensemble des processus du métabolisme qui aboutissent à des synthèses et interviennent dans l'assimilation) et la *réceptivité* (faculté de la colonie à répondre à l'anabolisme). En d'autres termes, il doit exister suffisamment de cellules dans la colonie, fonctionnelles et reproductrices. Le capital quantitatif et qualitatif cellulaire de la colonie doit demeurer stable.

L'orthoplasie d'une colonie cellulaire est fonction de nombreux facteurs :

1 - L'équilibre hydro-électrique doit être normal. Pour cela, il ne faut ni carence ni surcharge en sels minéraux.

2 - L'activité enzymatique doit être normale : pas de déficit ou de surcharge en enzymes telles que les catalases, péroxydases, superoxyde dismutase...etc.

3 - Il ne doit pas se former à la surface de la membrane des cellules des dépôts lipidiques ou de glycoprotéines ou de sialomucine.

4 - Le tactisme doit être normal.

5 - Le pH, c'est-à-dire le coefficient caractérisant l'acidité ou l'alcalinité du milieu doit demeurer stable : le pH du plasma sanguin est de 7,35 (neutralité 7). Un pH inférieur à 7 indique une solution acide ; supérieur à 7, une solution alcaline. Si le pH du plasma sanguin est inférieur à 7,35, il y aura acidose ; supérieur à 7,35, alcalose.

6 - Le Rh2 représente quantitativement la valeur du pouvoir oxydant ou réducteur du milieu. Les chiffres admis comme valeur de l'oxydoréduction vont de 0 à 42 ; le zone réduite de 0 à 28. C'est dans cette zone réduite de 0 à 28 que doit se trouver le milieu intérieur. Au-delà, c'est le domaine de l'oxydation ou surélectronisation néfaste pour la vie cellulaire.

7 - La résistivité doit être normale : la colonie cellulaire constitue un véritable accumulateur. La résistivité normale est de 220-200 ohm/cm/sec. En cas de maladie, elle s'abaisse à 100. Au-dessous de 80, c'est la mort.

8 - Le magnésium doit être à un taux correct afin d'assurer la synthèse de l'A.R.N. et également le processus de la mitose.

9 - L'apport de vitamines doit être correct, particulièrement en vitamines B2, B3, B5.

10 - Grâce à l'action de certaines enzymes telles les catalases et péroxydases, il ne doit pas se produire des formations de péroxydes dans le milieu intercellulaire, péroxydes qui constituent une sorte de sédiment ou pigments céroïdes inhibiteurs de la division cellulaire (en particulier des péroxydes lipidiques).

11 - Le système immunitaire ne doit pas présenter de signes de déficience : le thymus, la rate et la moelle osseuse doivent remplir parfaitement leur fonction de production d'agents capables de détecter et phagocyter tous les corps étrangers à l'organisme.

12 - La colonie cellulaire doit vivre à l'abri de toute irradiation intempestive par rayons X, ultra-violets, micro-ondes, rayons gamma, susceptibles de provoquer une altération des gènes de régulation ou une mutation. Egalement, la colonie cellulaire ne doit pas subir l'agression de virus qui peuvent s'introduire à l'intérieur de la cellule et modifier l'A.D.N. de cette dernière à leur profit. De plus, la colonie cellulaire ne doit pas se trouver en contact avec des substances chimiques cancérogènes ou mutagènes capables de provoquer une mutation au niveau des gènes de régulation.

13 - La colonie cellulaire ne peut se trouver activée outre mesure par les hormones produites par les glandes endocrines. Toute variation intempestive hormonale peut causer un trouble grave se soldant généralement par une cytopoïèse (augmentation du nombre de divisions) accrue et donc induisant un risque de mutation plus grand chez les cellules quiescentes.

La production hormonale qui atteint les cellules-cibles doit être équilibrée.

14 - Les cycles de la glycolyse et de l'acide citrique ne doivent pas être troublés : la respiration cellulaire commence par le cycle de la glycolyse mais le pyruvate est traité comme substrat pour une nouvelle série de réactions formant le cycle de l'acide citrique. Les atomes de carbone du pyruvate se combinent un à un à l'oxygène pour donner du gaz carbonique et de l'eau. Ce qui implique un nombre constant et élevé de mitochondries qui accomplissent le phénomène d'oxydo-réduction. Le processus seul de la glycolyse indiquerait que la colonie cellulaire manque de l'oxygène nécessaire à l'accomplissement du cycle de l'acide citrique. En ce cas, le pyruvate ne serait pas transporté dans le foie et se transformerait en acide lactique. Or, l'acidification ainsi réalisée risquerait de provoquer la dissolution des histones qui recouvrent des gènes «couverts», risquant ainsi d'induire une mutation.

Le lecteur pensera que l'orthoplasie d'une colonie cellulaire nécessite vraiment la mise en jeu et la coordination de très nombreux facteurs. En réalité, tous ces facteurs sont interdépendants et se résument en l'expression de ce que j'ai nommé des pulsions élémentaires propres à tous les êtres vivants : *absorption - élimination - croissance*, dans un environnement favorable.

Ce qui se produit au niveau d'une infime colonie cellulaire n'est pas le reflet de ce qui se passe au niveau d'un organisme tout entier.

C'est pourquoi, il était nécessaire d'expliquer tout cela au niveau d'une simple cellule pour que l'esprit parvienne à comprendre ce qu'est la maladie cancéreuse.

Il existe, en effet, une différence capitale entre les cellules et l'organisme qui les contient. Cette différence échappe souvent à l'observateur.

L'organisme n'est pas seulement un conglomérat de colonies cellulaires douées de propriétés spécifiques dont le métabolisme est assuré uniquement par des processus physico-chimiques.

L'anabolisme qui se caractérise par des influences hormonales est également sous la dépendance de phénomènes psychiques qui pourront le modifier.

Or, la colonie cellulaire, en état de réceptivité ou non, subit une variation de l'anabolisme sans pouvoir le modifier. Pour maintenir son homéostasie, la colonie cellulaire répond en quelque sorte sans «réfléchir» à toute stimulation anabolique.

Elle agit de manière «automatique» sans se préoccuper de savoir si l'organisme a tort ou raison de stimuler ou réfréner son métabolisme et sa fonction. C'est en cela que réside le danger d'hyperplasie, d'aplasie, de dysplasie.

Il semble évident que le régime alimentaire d'un individu intervient au premier chef dans l'anabolisme (synthèses et assimilation) et dans la réceptivité de son organisme.

Si ce régime alimentaire comporte des substances chimiques qui ne devraient pas s'y trouver normalement (hormones, colorants, additifs divers, etc...), on imagine aisément les variations qui peuvent se produire dans un sens ou dans l'autre au niveau de l'anabolisme et de la réceptivité.

Point n'est besoin d'ailleurs de ces substances ; un régime

alimentaire trop riche en matières grasses ou en sucres rapides provoquera le même déséquilibre.

Le processus de cancérisation
Phase de précancérisation

La phase de précancérisation est marquée par la mouvance ou la modification de certains facteurs qui assurent une orthoplasie correcte à la colonie cellulaire. Cette phase peut durer de très nombreuses années mais également parfois être très brève.

1 - L'équilibre hydro-électrique se trouve perturbé par suite d'une carence ou d'une surcharge en sels minéraux ou sels d'extraits organiques ou glandulaires, en vitamines.

2 - L'activité enzymatique peut se trouver perturbée par déficit en enzymes telles que les catalases, péroxydases.

3 - Il peut y avoir une altération de la membrane cytoplasmique par formation de dépôts lipidiques-glycoprotéines-sialomucine. Ces dépôts qui s'accumulent sur la membrane sont le résultat du déficit enzymatique signalé en n° 2.

4 - La cellule acquiert peu à peu une sorte de carapace affectant sa membrane et la rendant quasi-imperméable. Cette imperméabilité oblige la cellule à devenir quiescente. Elle perd peu à peu son tactisme.

5 - Du fait de 4, à partir d'un certain stade d'évolution, le pH devient alcalin.

6 - Du fait de 1-2-3-4, l'oxydo-réduction passe de 28 à 32 ou 35.

7 - La résistivité passe de 220 ohm/cm/sec à 160-140 et parfois moins.

8 - Le déficit en magnésium s'accroît. Il se produit une inhibition de la synthèse de l'ARN et de la mitose favorisant la quiescence cellulaire.

9 - Le déficit en vitamines B2, B3, B5 s'accentue provoquant une anoxie encore plus considérable.

10 - Les péroxydes lipidiques s'accumulent et modifient le compartiment intercellulaire.

11 - Le système immunitaire n'est pas forcément déficient.

12 - Dans le cas d'irradiation, la phase précancéreuse est inexistante. Une mutation semble se produire dans un délai très court. Il en est de même si l'on attribue au cancer une

origine virale.

Par contre, quand entrent en jeu des substances cancérogènes ou mutagènes, il y a lieu de faire une distinction entre ces substances. Certaines substances chimiques ont une action très rapide au niveau cellulaire et sont mutagènes. D'autres sont seulement cancérogènes et nécessitent un temps beaucoup plus long pour induire une tumeur maligne. D'autres, enfin, sont à la fois mutagènes et cancérogènes et le délai de cancérisation est plus court. Dans le cas de l'hypothèse virale, hypothèse vérifiée chez certains animaux, on ne peut écarter totalement la présence chez l'humain d'un virus latent.

13 - Dans la phase de précancérisation, on constate presque toujours un dysfonctionnement de certaines glandes endocrines induisant une carence ou une surcharge de la production hormonale. Ce déséquilibre est progressif mais parfois brutal sans raisons apparentes. Au moment de la ménopause, lorsque le rétro-contrôle assuré par les glandes sexuelles cesse, l'hypophyse qui ne subit plus ce rétro-contrôle est grandement affectée et la production hormonale hypophysaire subit un dérèglement conséquent.

14 - Lorsque la colonie cellulaire devient quiescente, le cycle de l'acide citrique s'interrompt. Seul, se réalise le cycle de la glycolyse comme chez les êtres anaérobies. Il se produit une augmentation importante d'acide lactique et une diminution notable des mitochondries.

Il ressort de ce qui précède l'importance extraordinaire de la membrane de la cellule.

Tous ces facteurs pris séparément ou conjointement n'apparaissent pas cependant suffisants pour induire une tumeur maligne. Ce sont généralement ceux qui interviennent dans le processus du vieillissement : athérosclérose, artériosclérose, arthrose, tumeurs bénignes, adénomes, etc.

La phase de précancérisation doit donc être marquée plus spécialement par un facteur bien particulier, cité ou non cité précédemment, capable d'engendrer cette phase, ou plutôt venant se surajouter aux différents phénomènes signalés qui ont préparé le terrain.

Si l'on écarte la transmission héréditaire d'un ou plusieurs gènes altérés, modifiés, et également le cas de radiations susceptibles de provoquer une tumeur maligne par une immédiate mutation sans que le terrain joue un rôle prépondérant, sans qu'il ait été obligatoirement modifié, il ne nous reste à envisager que deux possibilités : *virus ou substances chimiques.*

Nous connaissons le rôle de certaines substances cancérogènes ou mutagènes par l'expérimentation sur des animaux. Ces substances provoquent probablement une altération puis une mutation des gènes de régulation qui synthétisent le répresseur agissant sur les gènes couverts, non fonctionnels. Ces derniers deviennent alors fonctionnels et sont responsables de la synthèse d'une enzyme particulière, telle la protéine kinase, par exemple, qui modifie complètement la croissance cellulaire ou l'expression génétique.

Lorsque ces substances sont utilisées en laboratoire pour provoquer un cancer chez un animal d'expérience, le résultat est particulièrement rapide et spectaculaire. Mais le problème se pose différemment lorsqu'il s'agit de tumeurs spontanées chez l'animal et chez l'homme.

Comment ces tumeurs ont-elles pu apparaître sous l'influence des produits chimiques ?

S'agit-il d'une influence quantitative ou qualitative ? Brutale ou de longue durée ? La réponse semble se trouver dans le fait qu'il existe un facteur vecteur commun à la cancérogénèse, qu'elle soit héréditaire, par irradiation, chimique et virale.

Ce facteur commun est : *l'altération des gènes de régulation* synthétisant le répresseur qui agit sur les gènes couverts. Autrement dit, tout être vivant et particulièrement les mammifères possèdent des gènes de cancérisation maintenus non fonctionnels par le répresseur qui est une protéine synthétisée par les gènes de régulation.

Si une mutation se produit au niveau de ces derniers, il se produira l'expression des gènes de cancérisation. Or, la mutation ou les mutations peuvent être héréditaires, induites par un virus, par une irradiation ou par des substances chimiques exogènes ou endogènes. Toutefois il est possible également que, de même que les gènes de régulation sont mutés -ce qui entraîne l'expression des gènes de cancérisation- il se peut que ces gènes de cancérisation soient simplement «dénudés» par dissolution des histones qui les recouvrent, lesquels sont acicosolubles.

Cette «mise à nu» rendant les gènes de cancérisation fonctionnels peut se produire d'une manière parfaitement naturelle sous l'effet d'une acidification intempestive au niveau intracellulaire ou sous l'effet de certaines substances chimiques, par exemple, les sels d'extraits glandulaires. C'est ce qui semble se produire lorsque l'on constate que le cancer affectionne particulièrement les organes-cibles riches en glandes qui subissent des variations hormonales importantes : seins, utérus, estomac.

Il faut également faire remarquer que certaines substances cancérogènes comme les carbures benzéniques absorbées par les organes respiratoires passent dans le sang et provoquent une alerte hypophysaire, laquelle déclenche une production hormonale intense au niveau des glandes endocrines, lesquelles, à leur tour, déclenchent une production hormonale très importante qui affecte les organes-cibles.

Les végétaux eux-mêmes sont sensibles à de pareilles variations et présentent parfois une hyperplasie tumorale. En ce cas, les substances chimiques intervenant dans le processus de cancérisation (carbures benzéniques) sont exogènes. Ainsi, par exemple, les pommes de terre cultivées près des raffineries de pétrole sont polluées par le benzopyrène, de même le tournesol et le colza. En fait, tous les produits de la terre cultivés dans des régions industrialisées se trouvent contaminés, parfois sur de vastes étendues, à plusieurs dizaines de kilomètres du lieu où se trouvent les raffineries par suite de la propagation du benzopyrène par les aérosols. Or le benzopyrène est hautement cancérogène.

Un deuxième cas peut être envisagé dans lequel n'interviennent pas des substances chimiques exogènes, mais seulement endogènes. En cas de stress, l'alerte hypophysaire est manifeste et se traduit par la libération dans les vaisseaux sanguins de certaines substances chimiques qui provoquent la production d'hormones. A partir d'un certain stade de stimulation excessive, le risque de cancérisation des organes-cibles devient élevé.

De la même façon que l'on connaît les doses à ne pas dépasser sous peine de voir apparaître une tumeur maligne dans le cas où l'on procède à une radiothérapie, de la même manière l'on pourrait établir les doses de substances chimiques pouvant induire une tumeur chez un animal. Si l'on ne pratique pas de la sorte, c'est parce que de tels tests coûteraient trop cher et surtout parce qu'aucun organisme n'existe à l'échelon national ou international chargé de coordonner les résultats et de les publier. Si de semblables tests étaient réalisés concernant les produits alimentaires et publiés afin que le grand public soit informé, le monde agricole et les industries alimentaires ne tarderaient pas à faire faillite, et les états banqueroute.

Aucun produit alimentaire, à la suite de tests effectués sur la demande d'associations de consommateurs, n'est jamais déclaré officiellement cancérogène et formellement cancérogène. Il est toujours soupçonné de l'être. Si tel ou tel aliment était déclaré cancérogène, une nuée de procès intentés par les industriels ne manquerait pas de s'abattre sur les associations et revues responsables d'une telle affirmation.

Pour terminer, nous dirons que la phase de pré-cancérisation est «latente» chez pratiquement tous les individus au fur et à mesure que l'organisme vieillit. Si l'on pratiquait une autopsie de tous les individus morts à la suite de différentes maladies, en particulier vasculaires, après cinquante ans, l'on serait étonné de constater que près de 40% d'entre eux et sans doute davantage, développaient un cancer *asymptomatique* et non décelable.

Naturellement, il y a lieu de tenir compte de la susceptibilité plus ou moins grande des organismes des individus à certains facteurs inducteurs. Je pense que cette variation de susceptibilité se définit soit héréditairement, soit durant la période prénatale.

C'est la raison pour laquelle certains individus sont en quelques sorte «prédestinés» à la cancérisation à court ou moyen terme. Ainsi, par exemple, les enfants qui naissent affligés de troubles congénitaux provenant d'anomalies chromosomiques, développeront des cancers et en particulier des leucémies avec un risque très élevé. Egalement, ceux présentant des déficiences immunologiques. Mais il faut le dire une fois encore, la naissance d'un cancer chez un individu fragilisé génétiquement ou non dépend au premier chef de l'environnement.

Dans cet environnement, l'alimentation occupe une place prépondérante. Or, avouons le, depuis quelques dizaines d'années, il n'est plus possible ou du moins très difficile de s'alimenter avec des produits vierges de toute pollution chimique. Toutefois, le salut est à ce prix : il semble indispensable de contrôler avec rigueur les aliments et écarter tous ceux qui comportent des substances chimiques dangereuses, dont la plupart sont citées dans cet ouvrage.

Phase de cancérisation vraie

La phase de cancérisation vraie ou période muette représente les 3/4 de la durée d'évolution. La tumeur n'est pas encore décelable. Durant toute cette phase, en général longue -8 à 15 ans- qui précède l'émergence, plusieurs observations peuvent être effectuées.

On constate :

1 - L'équilibre hydro-électrique est perturbé.

2 - Un déficit de catalases et péroxydases, enzymes nécessaires pour éliminer les péroxydes.

3 - Que la résistivité diminue jusqu'à 150 -120 Ohms/cm.

4 - Que le pH du plasma tend vers zéro. L'alcalose devient importante.

5 - Que les taux plasmatiques en magnésium, calcium, manganèse, cuivre, zinc s'abaissent, mais pas toujours.

6 - Que peu avant l'émergence, la vitesse de sédimentation est élevée. Mais pas toujours. Ces constatations, en fait, ne représentent que la partie émergée de l'iceberg que constitue le cancer. En observant la cellule cancéreuse au microscope électronique, on constate qu'elle présente une membrane cytoplasmique irrégulière, vallonnée, comportant de nombreux replis. Egalement que cette membrane est recouverte de dépôts lipidiques. Si l'on pratique, une coupe histologique de la tumeur, on voit un ciment intercellulaire altéré (pigment céroïde) avec un taux de calcium diminué. Ce relâchement du tissu intercellulaire empêche l'inhibition de contact et semble permettre à la cellule cancéreuse une mobilité plus grande. L'anoxie est relative et se manifeste surtout au centre de la tumeur et non à la périphérie.

7 - Il se produit une déficience très nette du système immunitaire, en particulier des lymphocytes T. Peu avant l'émergence, le déficit en NK ou Natural Killer, agents de défense performants, s'accroît considérablement. Il apparaît à la suite de différentes expériences que les lymphocytes T participent activement à la propagation des métastases.

8 - Le déséquilibre de la production hormonale s'aggrave

d'autant plus que la tumeur peut être considérée comme une glande endocrine supplémentaire qui produit ses propres hormones.

Au stade d'émergence, c'est-à-dire environ 10 puissance 9 cellules cancéreuses, on observe :

1 - Une diminution du nombre de globules rouges. Mais pas toujours.

2 - Une altération des chromosomes.

3 - Une mitose accélérée.

4 - Une élévation de la concentration enzymatique.

5 - Une élévation de la vitesse de sédimentation.

6 - Une diminution notable du nombre des mitochondries.

Si l'on y parvenait, on observerait également la présence d'enzymes protéolytiques sur la surface membranaire et également des variations de l'A.D.N.

Lorsque la tumeur atteint 10 puissance 12 cellules cancéreuses, il n'y a plus rien à faire pour empêcher une mort prochaine.

Entre ces deux phases, la diminution des globules rouges est considérable, provoquant une anémie du sujet et une fonte musculaire très importante, alors même qu'il n'existe pas d'ulcération de la tumeur provoquant des hémorragies. De plus, on a pu mettre en évidence que la cellule cancéreuse sécrète des substances toxiques hémolysantes, des ferments tryptiques et sans doute des enzymes protéolytiques.

Comme les amibes, la cellule cancéreuse émet des pseudopodes pour se déplacer. Egalement elle se nourrit, de la même façon par pinocytose. Tout cela est observable au microscope électronique. Comme les amibes, les cellules cancéreuses se divisent avec rapidité et l'on peut observer fort souvent une amitose par simple fractionnement, scission et étranglements successifs.

La cellule cancéreuse présente donc bien les caractères d'un parasite qui sont confirmés par sa fermentation lactique, qu'il y ait ou non de l'oxygène. Il s'agit d'un parasite strict, ne pouvant se développer que sur son hôte, in vivo, et in vitro, à la condition qu'on lui fournisse des milieux riches en substances présentes dans l'organisme.

La conclusion paraît évidente : tout être humain possède la capacité de développer un cancer à un moment ou à un autre de son existence. Cette potentialité tient à la structure même de l'organisme, à son organisation génétique qui veut que certains gènes soient fonctionnels et d'autres non-fonctionnels après qu'ils soient intervenus dans la différenciation cellulaire.

Il faut donc parvenir à tuer la cellule cancéreuse en la désintégrant par la pénétration de substances spécifiques agissant au niveau de sa membrane et provoquant sa lyse totale. Cet objectif est à la portée de la médecine d'aujourd'hui, mais il ne s'agit là que d'un pis-aller.

La médecine de demain, devra faire beaucoup mieux *en obligeant la cellule cancéreuse à redevenir normale.*

Pour l'instant, il semble parfaitement clair que la meilleure manière de vaincre le cancer est de tenter d'y échapper en le prévenant.

En réalité, si l'on prend en compte des phénomènes observables tels que :

1 - L'élévation de la concentration de certaines enzymes et en particulier de celle qui transforme le glucose en acide lactique.

2 - La modification de la surface membranaire de la cellule cancéreuse.

3 - Le déficit en magnésium, calcium, manganèse, cuivre.

4 - L'alcalose au niveau du plasma sanguin.

5 - La production d'hormones spécifiques de la tumeur.

6 - La diminution du nombre de globules rouges particulièrement à la fin de la phase de cancérisation.

7 - La mitose accélérée due probablement à la production par la cellule cancéreuse de protéines mitotiques, et parfois, une amitose.

8 - L'observation éventuelle d'enzymes protéolytiques.

9 - L'interruption du cycle de l'acide citrique au profit de la glycolyse.

10 - La capacité de la cellule cancéreuse à se mouvoir et envahir tout l'organisme : ce qui lui confère un caractère de virulence.

11 - La résistance qu'offre la cellule cancéreuse à l'action des macrophages.

Il apparaît alors que la cellule cancéreuse se comporte comme un véritable parasite anaérobie relatif et non pas comme une cellule normale transformée. Evidemment, cette nature de la cellule cancéreuse est difficile à admettre par des esprits influencés par les idées pasteuriennes prônant l'impossibilité de la génération spontanée. En réalité, il ne s'agit pas de génération spontanée mais de la transformation d'une forme de vie en une autre, parasitaire et destructrice de la première. Tout porte à croire que la cellule cancéreuse se comporte comme une forme de vie élémentaire, par exemple, celle des amibes.

Les plus récentes découvertes sur le cancer

Au cours des dix dernières années, les progrès réalisés par la biologie moléculaire ont été extraordinaires et ont fait avancer la recherche sur le cancer d'une manière étonnante. A tel point qu'il est loisible aujourd'hui de prétendre qu'il existe une base moléculaire du cancer.

Le cancer n'est pas encore vaincu mais il est cerné de mieux en mieux grâce à une suite ininterrompue de petites avancées qui ont permis la compréhension de ce qui demeurait un «mystère» : le processus de la cancérisation. Pour l'instant, on ne peut encore crier victoire mais dans cette bataille scientifique implacable et éprouvante, de grandes batailles ont été gagnées.

Le principal événement fut, il y a huit ans, la mise en évidence de gènes du cancer. En effet, on a trouvé des gènes du cancer dans les chromosomes de cellules tumorales. Ces gènes ou oncogènes sont les responsables de la croissance anarchique des cellules cancéreuses. Ces gènes sont activés lors de la conversion d'une cellule normale en une cellule cancéreuse qui est à l'origine d'une tumeur, car une fois activés, ils fonctionnent de manière continue et confèrent à la cellule où ils se trouvent le comportement anormal désigné sous le nom d'état cancéreux.

Dès 1979, c'est-à-dire bien avant leur découverte, je signalais l'existence de ces gènes dans la thèse communiquée à l'Académie des Sciences des Etats-Unis, à Washington.

En 1981, le professeur Robert Weinberg, de l'Institut de Technologie de Massachusetts, réussit à mettre ces oncogènes en évidence.

Il serait trop long de rapporter ici toutes les différentes expériences qui ont permis peu à peu cette avancée décisive dans la recherche. Rappelons seulement qu'un gène du cancer est une petite séquence de la molécule d'A.D.N. du noyau cellulaire et que cette séquence est habituellement «en sommeil». Fonctionnelle à un certain stade embryonnaire, puis réprimée, elle se trouve être devenue non-fonctionnelle. Toutefois, si un virus ou une substance chimique cancérogène la «réveille», la réactive, cette séquence s'exprime et commande alors la synthèse d'une protéine anormale : la cellule devient cancéreuse.

On peut résumer ainsi les différentes étapes de la recherche: il y a 20 ans, Marguerite Vogt et Renato Dulbecco de l'Institut de Technologie de Californie parviennent à transformer des cellules normales en cellules tumorales, *in vitro*. L'induction d'un cancer n'était plus désormais un processus mystérieux inaccessible à l'observation. Dulbecco et d'autres chercheurs montrèrent que la transformation était due aux gènes viraux : une infime quantité d'A.D.N. viral provoque de nombreux changements structuraux et comportementaux de la cellule infectée.

En 1979, une expérience déterminante fut réalisée par C. Shih sous la direction du professeur Weinberg. C. Shih isola l'A.D.N. des cellules tumorales de fibroblastes de souris qui avaient été transformés par exposition à un cancérogène chimique, le méthylcholanthrène. Il co-précipita l'A.D.N. de ces cellules donneuses avec du phosphate de calcium et appliqua les A.D.N. piégés dans les cristaux à des fibroblastes sains de souris. Deux semaines après l'application de l'A.D.N. aux cellules saines, des foyers de cellules transformées apparurent dans les flacons de culture. Les colonies transformées ressemblaient beaucoup à celles induites par l'infection par un virus tumoral. Après inoculation de ces cellules transformées à des souris saines, des tumeurs cancéreuses apparurent.

La conclusion était donc que le phénotype cancéreux avait été transmis d'une cellule à une autre par les molécules d'A.D.N. L'expression du phénotype cancéreux se trouvait par conséquent dans l'A.D.N. des cellules de mammifères qui avaient été transformées par le cancérogène chimique. Des mutations de l'A.D.N. des cellules tumorales produites par le méthycholanthrène s'étaient donc réalisées et avaient été transmises aux cellules saines. Il semblait donc évident que les fibroblastes de souris transformés chimiquement détenaient la capacité de provoquer des tumeurs chez des fibroblastes sains, du fait d'un événement se déroulant au sein même de leur A.D.N.

Le professeur Weinberg et son équipe répétèrent alors l'expérience avec des A.D.N. prélevés sur une grande variété de cellules tumorales et ils observèrent la même transformation. Ils prélevèrent des cellules donneuses parmi des tumeurs humaines telles que les carcinomes de la vessie, du colon, du poumon, des fibrosarcomes, des neuroblastomes et même des leucémies. Il existait donc quelque chose de commun aux fibroblastes de souris transformés chimiquement et aux cellules de toutes les tumeurs humaines spontanées. En effet, l'A.D.N. de toutes ces cellules possédait le même effet lorsqu'on le transférait. Il fallait donc rechercher et déterminer le principe transformant, caractériser et mettre en évidence la ou les séquences d'A.D.N. responsables de la transformation. Le principe transformant était-il contenu dans un seul ou dans plusieurs segments d'A.D.N. ?

Plusieurs expériences révélèrent que le principe transformant était localisé à l'intérieur d'un segment unique d'A.D.N. Comment alors l'isoler ? Un seul gène, par exemple pouvait-il représenter cet agent susceptible de provoquer la cancérisation cellulaire ? Grâce au «clônage» selon des stratégies différentes, l'on parvint à avoir la certitude qu'un seul gène avec une structure bien précise possédait la capacité de transformation.

Pour isoler un gène du cancer, on fractionne l'A.D.N. en petits morceaux que l'on introduit dans des récipients contenant des cultures de fibroblastes de souris. Dans les récipients où l'on a placé des morceaux d'A.D.N. exempts du gène du cancer, les cellules de souris se comportent et se multiplient normalement. Au contraire, dans le récipient où l'on a mis le morceau d'A.D.N. contenant le gène cancérogène, les cellules de souris deviennent cancéreuses. De ces dernières, on extrait de nouveau l'A.D.N. que l'on divise en petits morceaux. Ces morceaux sont réintroduits dans de nouvelles cultures de fibroblastes et l'on refait le tri entre les cellules qui se sont cancérisées et les autres. Cette opération demande une extraordinaire patience mais l'on parvient de la sorte à isoler le gène du cancer car, chaque fois, on élimine davantage d'A.D.N. sain pour finir par ne garder que l'infime fragment qui constitue le gène cancérogène. Une nouvelle question se posa alors : qu'est-ce qui différencie les gènes du cancer des gènes normaux ?

En étudiant le gène du cancer humain de la vessie, les chercheurs ont constaté qu'il était en tous points semblable à son homologue normal sauf sur un point. En effet, à la position 653 de la séquence qui comporte 930 bases, le gène normal a une thymine tandis que le gène du cancer a une base guanine.

Ainsi la simple transformation d'un *codon*, c'est-à-dire d'une unité d'information génétique, fait que la protéine fabriquée par la cellule à partir du message contenu dans le gène n'est plus la même. La protéine ainsi produite va altérer le métabolisme de la cellule au point de la rendre cancéreuse. En ce qui concerne la cancérogénèse virale, l'oncogène viral, c'est-à-dire le gène capable de provoquer une tumeur, est un fragment d'A.D.N. de virus qui, introduit dans une cellule s'intègre à l'A.D.N. de celle-ci et y cause des modifications telles que cette dernière devient cancéreuse.

En 1981, le docteur Edward Scolnick, du National Cancer Institute de Bethesda, Maryland, parvint à isoler dans un virus un oncogène induisant le cancer chez le rat. Cet oncogène se révéla sensiblement identique à un gène du cancer trouvé dans le cancer humain par le professeur Weinberg. Comment expliquer cela ? Simple coïncidence ? Il apparaît plutôt que les oncogènes viraux forment une partie du matériel génétique de nombreux organismes, dans les cellules desquels ils se sont intégrés lors d'infections virales très anciennes. Certains gènes, après avoir été transmis par des virus à des animaux, ont été ensuite repris sur ces animaux par des virus et communiqués à d'autres animaux. Il existe là un va et vient de matériel génétique entre les virus et les animaux. Non seulement un virus peut s'intégrer dans l'A.D.N. de la cellule qu'il infecte et modifier une séquence de gènes ou introduire un gène viral mais également il peut prélever dans cette cellule des fragments de l'A.D.N. qu'il transportera ensuite dans d'autres cellules d'animaux différents.

Cette hypothèse se trouva vérifiée à la suite d'expériences réalisées par les docteurs Michael Bishop et H. Varmus de l'Université de San-Francisco auxquels s'étaient joint le docteur français Dominique Stéhélin. A partir d'un oncogène susceptible de provoquer le cancer chez diverses espèces animales, gène nommé SRC, ils ont mis au point des sondes génétiques destinées à rechercher des gènes identiques ou très voisins dans d'autres cellules animales. Au moyen d'une bribe d'A.D.N. connue, on recherche des fragments identiques ou presque dans n'importe quelle molécule d'A.D.N. : la sonde constituée d'une séquence de nucléotides représentant un gène peut soit s'accoler à la molécule d'A.D.N., soit ne pas s'accoler. Si elle s'accole, il existe un gène identique au gène de la sonde ou très voisin de celui-ci. Si elle ne s'accole pas, c'est que le gène recherché ne se trouve pas dans la molécule d'A.D.N. considérée.

C'est ainsi que le docteur Bishop et son équipe ont retrouvé des gènes étroitement apparentés à l'oncogène S.R.C. chez des poulets et d'autres oiseaux non infectés par le virus, chez des mammifères, chez l'homme et chez des poissons. Ces gènes mettent en branle la synthèse d'une protéine de structure chimique identique à celle codée par l'oncogène S.R.C. Cette protéine catalyse la phosphorylation de la tyrosine, réaction qui est à l'origine de la croissance des cellules.

Enfin, la toute dernière découverte vient d'être faite par le docteur Rigby et son équipe de l'Imperial College de Londres: c'est la plus capitale, la plus importante jamais réalisée, car elle permet de mettre en évidence le lien qui existe entre le mécanisme de développement de l'embryon, le système de défense immunitaire et le processus de cancérisation.

Un même groupe de gènes est impliqué à la fois dans la croissance de l'embryon et dans la formation de la tumeur maligne. Egalement ce même groupe de gènes est assimilé à ceux qui contrôlent le système immunitaire d'histocompatibilité, c'est-à-dire la production d'antigènes répartis sur la membrane cellulaire qui permettent à l'organisme de reconnaître ce qui lui est propre de ce qui lui est étranger. La multiplication cellulaire anarchique propre à toute tumeur et l'absence de réaction de l'organisme à l'égard des cellules cancérisées s'expliqueraient par le dérèglement de ces gènes.

Le docteur Rigby et son équipe ont identifié chez la souris un groupe de gènes, inactif dans les cellules normales mais actif dans les cellules cancérisées par un virus nommé SV 40, déjà connu pour induire le cancer chez le singe (Simian Virus SV 40).

L'expérience est élégante et astucieuse : le docteur Rigby, ayant d'un côté tous les gènes actifs dans une lignée de cellules de souris normales et de l'autre tous les gènes actifs dans une lignée de cellules cancérisées par le virus SV 40, a soustrait les premières des secondes pour ne plus retrouver qu'une seule série de gènes qui n'étaient actifs que dans les cellules malignes. En étudiant ce jeu de gènes, le docteur Rigby s'est rendu compte qu'une partie de celui-ci était identique aux gènes qui commandent la fabrication des antigènes de transplantation, soit H-2 chez la souris et HLA chez l'homme.

Dans le même jeu de gènes, le docteur Rigby a reconnu une série répétitive de gènes qui ne sont activés qu'à un stade précis du développement embryonnaire de la souris, lorsque ses cellules se mettent à migrer et à se différencier pour former les différents organes. Or, à ce stade, le système immunitaire n'est pas encore en place pour s'opposer aux nouveaux tissus produits lors de la croissance de l'embryon et les rejeter. Le docteur Rigby et son équipe ont ainsi réussi à relier par un seul jeu de gènes trois fonctions qui étaient soupçonnées dans la formation d'une tumeur : comme les cellules embryonnaires, les cellules cancéreuses se multiplient rapidement et migrent. Comme les cellules embryonnaires, les cellules cancéreuses échappent au système de surveillance immunitaire.

La cancérisation serait donc une multiplication cellulaire de style embryonnaire échappant au contrôle d'un système immunitaire déréglé. En définitive, le problème posé par la maladie cancéreuse sera résolu le jour où l'on parviendra à comprendre très exactement comment se déroule le phénomène de régulation des gènes et quelles protéines ou structures protidiques spécifiques stimulent ou inhibent les gènes opérateurs adjacents aux gènes fonctionnels et qui contrôlent l'activité de ces derniers.

Dans la thèse que j'ai communiquée à l'académie des Sciences des Etats-Unis, en 1980, j'expose mon point de vue à ce propos, tentant de démontrer que ce sont les protéines synthétisées dans le cytoplasme qui exercent un contrôle sur l'activité des gènes, tout au moins durant la période embryonnaire.

CHAPITRE VII

LES MOYENS DE PREVENTION

Les moyens physiques de prévention

Le cancer peut toucher tous les tissus de l'organisme : 2pith2liums (tissu de revêtement) et leurs annexes (glandes) entraînant la formation d'épithéliomas ; tissus de soutien (tissu conjonctif et tissu osseux) avec formation de sarcomes ; tissu nerveux ; le sang (leucémies et leucoses). Deux catégories de cancers existent : les cancers spontanés et les cancers provoqués.

Tout être humain est apte à développer un cancer, à n'importe quel âge de la vie. Le risque est d'autant plus grand que l'*hérédité* semble jouer un rôle considérable : il existe des *familles à cancer*. De là, l'importance de la *prévention* de façon à écarter tous les facteurs susceptibles d'induire une tumeur maligne chez *les sujets à haut risque*.

Chez les animaux, on connaît des espèces et même des races plus spécifiquement touchées par le cancer et notamment par certains types de cancers. On a pu mettre en évidence des virus chez nombre d'animaux, virus intervenant d'une manière directe dans la genèse des tumeurs malignes.

Seule, une prévention soutenue ne créera jamais les conditions favorables à la survenue de cancers. La prévention consistera donc à observer certaines règles très précises dans les domaines de l'alimentation, des médicaments, de la pollution, du mode de vie et environnement, de l'esprit (attitude).

Au sujet du tabac et de l'alcool

Fumer et boire modérément. Il serait naturellement préférable de ne pas fumer et de ne pas consommer d'alcool.

Cependant, si vous avez l'habitude de le faire, il serait faux de croire qu'en cessant totalement ces pratiques, vous vous mettrez à l'abri de la survenue de cancers.

L'excès en tout est un défaut mais il ne faudrait surtout pas penser que le tabac et l'alcool sont directement responsables du cancer. Ils le favorisent. La médecine institutionnelle qui tend à le faire croire désigne de «faux coupables».

Un individu qui consomme trois litres de vin par jour dans le département de l'Aude ou de l'Hérault ne contractera pas le cancer alors que le même individu qui ne boira que deux litres ou moins dans des pays comme la Normandie, le Morbihan, l'Ile de France ou la Côte d'Azur, le contractera parce que le vin consommé n'est pas naturel, comportant des additifs.

A propos du tabac, il faut éviter de fumer du tabac blond. Ne pas fumer plus de dix cigarettes de tabac brun par jour. Il est préférable de fumer le cigare ou la pipe car les produits cancérogènes se rencontrent surtout dans le papier.

Quant aux filtres, ils sont d'une inefficacité pratiquement totale. Seule l'utilisation d'un porte cigarette avec filtre incorporé, genre «denicotea», est efficace et particulièrement recommandée. Il importe d'ailleurs de changer ce filtre toutes les dix ou douze cigarettes.

Au sujet de l'exposition au soleil

Procéder à des expositions brèves et progressives. Pas plus d'une heure et ne pas demeurer immobile.

Enfin, et c'est là le plus important

Chaque individu même bien portant doit s'astreindre à passer une **visite médicale** au moins une fois par an et tout particulièrement les femmes pour lesquelles deux visites s'imposent.

Au moindre trouble se manifestant par sa permanence :

lassitude inexplicable, maux de tête, hémorragies, expectoration anormale, toux, perte de poids, apparition de grosseurs inhabituelles, il faut immédiatement consulter.

De cette façon, beaucoup de cancers pourraient être soignés efficacement s'ils étaient décelés à temps.

Utilisation de certaines vitamines

Il se peut que vous commettiez des erreurs de diététique : il est possible que par goût, vous abusiez de certains aliments, en délaissant d'autres, et donc que votre régime alimentaire ne soit pas équilibré. En ce cas, votre organisme subira une carence vitaminique que vous devrez compenser par des vitamines autant que possible naturelles.

Sachez que vous ne devez pas manquer des vitamines suivantes :

Vitamine A, surtout durant l'enfance et l'adolescence.

Vitamine C, nécessaire à l'action des vitamines A, B1, B2.

Vitamine B1 qui joue un rôle important dans le métabolisme des glucides ou sucres, plus exactement pour la dégradation en énergie des sucres assimilés. Les carences en B1 sont fréquentes chez les personnes dont la nourriture est composée d'une trop grande quantité d'aliments glucidiques, de farines trop blutées, de conserves, et qui sans être alcooliques, consomment néanmoins trop de boissons alcoolisées.

Vitamine B6 ou Pyridoxine. Cette vitamine possède un rôle déterminant dans le métabolisme des protéines.

Vitamine B8 ou Biotine qui intervient dans le métabolisme des sucres et des graisses au niveau du foie.

Vitamine B9 ou acide folique. Intervient au niveau des acides nucléiques et est indispensable à la synthèse de la vitamine B1. Elle agit sur l'hématopoïèse.

Vitamine B12 ou cyanocobalamine qui intervient dans la synthèse des acides nucléiques, dans de nombreux processus enzymatiques, dans le métabolisme des lipides et des glucides, du phosphore et du glutathion qui exerce dans l'organisme le rôle de transporteur d'hydrogène. De plus, cette vitamine est antitoxique.

Vitamine B7, qui prévient la dégénérescence graisseuse du foie et empêche l'accumulation de dépôts lipidiques sur les surfaces membranaires des cellules.

Les vitamines les plus indispensables parce que préventives du cancer sont : vitamine B2, vitamine B3, vitamine B5. Ces vitamines, en effet, permettant l'oxygénation des cellules, constituent une protection naturelle contre le cancer.

Le magnésium

Une autre protection naturelle contre le cancer consiste en la prise de magnésium durant 20 jours par mois, tout au long de l'année. Le magnésium est un des constituants fondamentaux de la matière vivante. Son rôle est essentiel dans le règne végétal et animal. De jeunes animaux soumis à un régime sans magnésium ne tardent pas à dépérir et à mourir : 30 jours suffisent pour les mener à une issue fatale. Le magnésium favorise l'action des vitamines, active de nombreuses diastases et joue un rôle important dans le métabolisme des glucides et le métabolisme phospho-calcique. Ainsi, par exemple, les vitamines B2, B3, B5 indispensables à l'oxygénation des cellules ne peuvent accomplir leur travail de transport de l'oxygène ni intervenir dans l'élaboration d'enzymes et co-enzymes sans la présence de magnésium.

Il est démontré que le magnésium exerce une action cytophylactique, c'est-à-dire exalte l'activité des globules blancs, défenseurs de l'organisme. Le système immunitaire se trouve donc renforcé par son action.

Il est démontré également que les quantités de magnésium dans l'organisme diminuent avec l'âge : en abondance chez l'adolescent et l'adulte, sa présence est très faible chez le vieillard. Cette relation est constante alors même qu'il n'y a eu aucune carence sévère sur le plan alimentaire. On imagine donc facilement que toute carence entraînera une sénilité prématurée et le risque de maladies graves.

La carence en magnésium peut provenir de 3 facteurs :

1 - Appauvrissement du sol par les végétaux.

2 - Consommation de pain blanc, du fait que le magnésium des grains se trouve dans l'enveloppe éliminée par le blutage.

3 - Consommation de sel raffiné qui ne contient que 0,40% de chlorure et sulfate de magnésium, alors que le sel gris en contient 1,70%.

De plus, l'alimentation moderne, par les conserves, les produits alimentaires industriels conditionnés, l'infime consommation de végétaux au profit des viandes, ne permet guère d'apporter à l'organisme les quantités de magnésium indispensables pour assurer une activité cellulaire normale.

Des expériences de laboratoire ont mis en évidence que l'administration de magnésium empêche chez l'animal l'apparition de cancers expérimentaux par le goudron.

Si le magnésium est capable de guérir de véritables lésions telles les crasses des vieillards, les verrues, les papillomes, certaines mammites chroniques, des hypertrophies prostatiques, il n'a pas été prouvé qu'il puisse guérir des tumeurs malignes, bien que certains auteurs le prétendent. Quoiqu'il en soit, il est incontestable qu'il fait disparaître les lésions pré-cancéreuses.

Le cancer est rare là où le magnésium est abondant.

Si l'on considère une carte géologique, on peut constater que les régions où le magnésium est abondant sont les moins touchées par le cancer. Mortalité : 3,5 pour 10.000 habitants. Par contre, si le magnésium est rare, la mortalité passe à 8,5 et plus. Notre régime alimentaire demande pour obtenir un bilan équilibré un apport magnésique de 6 mg/kg de poids par 24 heures. Or, par suite de l'emploi d'engrais minéraux pauvres en magnésium et trop riches en potassium qui ont déséquilibré les végétaux et animaux que nous consommons, nous souffrons tous d'une carence magnésienne importante. L'apport moyen actuel en magnésium à l'organisme humain est de 3,8 à 4 mg/kg/24 heures.

Pour prévenir le cancer, il faut consommer beaucoup de magnésium.

Carence en Sélénium

D'après l'académie des Sciences des Etats-Unis, les besoins quotidiens en sélénium sont de 50 à 200 microgrammes/jour chez l'adulte. La dose quotidienne de 100 microgrammes paraît donc bien adaptée à la lutte contre la plupart des états de subcarence. Or, cette dose absolument nécessaire à tout organisme humain ne se rencontre plus, de nos jours, dans l'alimentation moderne. Le professeur Neve a montré que le taux plasmatique de sélénium avait diminué de 20% en 5 ans chez les Français et les Belges. Cette situation alarmante est liée à l'utilisation intempestive de pesticides et d'engrais et également aux pluies acides.

La carence en sélénium est due en outre au stress, au tabagisme, à l'alcoolisme et à différentes maladies inflammatoires. En 1973, les travaux de Rotuck mirent en évidence qu'une enzyme, la glutathion-péroxydase comportait 4 atomes de sélénium dans son site actif. Cette enzyme est indispensable à l'intégralité des globules rouges. Elle joue un rôle essentiel dans le métabolisme des dérivés oxygénés cellulaires. En cas d'insuffisance, des peroxydes et des radicaux libres s'accumulent et lèsent les membranes et les constituants cellulaires.

Cette carence en sélénium ouvre la porte à la cancérisation du fait de la réduction d'oxygénation des cellules. La première façon de lutter contre un déficit en sélénium est de le compenser par des aliments tels que les céréales et les poissons. La seconde façon est d'absorber du sélénium directement sous forme minérale mais le seuil de toxicité peut être facilement atteint. La formule idéale est de consommer du sélénium sous forme de levures cultivées. On a observé que le sélénium réduit la fréquence des tumeurs chimio-induites de la glande mammaire et du colon chez la souris, mais cet effet n'apparaît que pour des doses 30 à 40 fois supérieures à la dose recommandée chaque jour et que l'on trouve normalement dans les aliments.

Le sélénium, même administré à ces doses importantes, ne permet en aucun cas de faire disparaître les tumeurs.

Dernier découvert des oligo-éléments indispensables à la santé et à la joie de vivre, le sélénium semble bien être une clé de notre équilibre physiologique, et un axe de recherche des plus prometteur pour la prévention d'un grand nombre de désordres provoqués par la vie moderne.

Un peu d'histoire

1979. Depuis des années, les biologistes chinois multiplient les expériences, les analyses et les tests pour tenter de résoudre une énigme : pourquoi les habitants de la province de Keshan présentent-ils un taux important de cardio-myopathies congestives (atrophie du muscle cardiaque), nettement supérieur à la moyenne nationale ?

Toutes les analyses montrent qu'ils ont le même niveau de

vie que les habitants des autres provinces, la même alimentation, les mêmes règles d'hygiène et le même rythme de travail. Et pourtant, quelque chose doit bien différer dans leur métabolisme pour arriver à de telles anomalies.

Très vite, les recherches s'orientent vers les oligo-éléments, ces substances qui n'existent qu'en quantité infime dans l'organisme, et qui sont pourtant indispensables à son équilibre. Dans le cas de la maladie de Keshan aucun des oligo-éléments connus ne peut être mis en cause ; les analyses montrent qu'ils sont dans des proportions parfaitement normales. Il en reste un, le plus mystérieux de tous, qui n'est présent dans le sérum humain qu'à des doses dix fois inférieures à celle du cuivre ou du zinc: le sélénium. S'il était le coupable ?

Un responsable : le sol

Pour le sélénium, la difficulté est de le doser exactement. A des quantités aussi faibles, il faut avoir recours à des techniques de pointe. C'est le difficile travail auquel se livre pendant des mois l'équipe chinoise.

Son premier travail est de mettre en évidence un déficit en sélénium de la population concernée. Mais d'où vient-il ? Les recherches systématiques montrent que le coupable est... le sol de la province, particulièrement pauvre en sélénium. C'est toute la chaîne alimentaire qui est donc perturbée.

Il reste à vérifier la justesse de l'hypothèse. Un vaste programme sanitaire destiné à supplémenter le régime de tous les enfants de la province en sélénium, est mis en oeuvre. Et la maladie régresse, puis disparaît...

Ces travaux ont alerté les scientifiques du monde entier ; on se demande s'il n'existe pas également des carences en sélénium en d'autres points de la planète. A leur grande surprise, les résultats montrent, pour la plupart des pays industrialisés, une diminution importante de la quantité de sélénium apportée par l'alimentation, qui va en empirant au fil des années : 100 microgrammes/jour pour l'américain moyen, 60 microgrammes pour les citoyens français et belges, seulement 30 microgrammes pour le finlandais. Or les besoins quotidiens en sélénium pour un adulte se situent aux alentours de 150 microgrammes/jour.

Les carences touchent d'abord le bétail des régions d'élevage. Elles se manifestent par des atteintes musculaires (myopathies). Les personnes peuvent aussi manifester ces maladies de carence dans des circonstances particulières : les malades soumis pendant longtemps à une alimentation artificielle (nutrition parentérale totale) présentent des inflammations articulaires, et des douleurs musculaires. Et l'on prend peu à peu conscience de l'importance d'une supplémentation en sélénium.

Pourquoi l'alimentation s'est-elle appauvrie en sélénium ?

Depuis le sol où il se trouve à l'état minéral, le sélénium doit remonter toute la chaîne alimentaire pour nous parvenir de façon assimilable, sous la forme de protéines à sélénium, soit dans la viande, soit dans les végétaux que nous consommons.

Les terres arables, cultivées depuis des siècles, maintenant avec des méthodes intensives, s'épuisent peu à peu. Pour ne rien arranger, une nouvelle donnée écologique est apparue dans les dernières décennies : avec le développement de la chimie et des industries, l'atmosphère s'est chargée en fumées riches en dérivés soufrés qui, au contact de l'eau des nuages forment des acides qui parviennent au sol à l'occasion des pluies.

Ces pluies sont capables de dissoudre et d'entraîner dans le sous-sol profond les minéraux et les éléments du sol, là où les racines des plantes ne peuvent plus les atteindre. Les éléments les plus touchés par ce phénomène sont ceux qui sont déjà présents en plus faible quantité : le sélénium en premier lieu.

Quelle est donc l'importance du sélénium pour notre organisme ?

Le sélénium est avant tout le centre actif d'une enzyme dont le rôle est de protéger chacune de nos cellules. Grâce à cette enzyme, il exerce une action anti-oxydante, renforcée par la présence de la vitamine E.

Les mécanismes de l'oxydation cellulaire sont maintenant bien connus : ce sont les radicaux libres, composés extrêmement toxiques qui sont responsables des oxydations et péroxydations des membranes des cellules. Ces radicaux libres apparaissent en permanence dans l'organisme, car ils sont produits principalement par le métabolisme de l'oxygène que nous respirons.

Le muscle cardiaque est particulièrement sensible à l'oxydation par les radicaux libres ; on observe une pigmentation qui est le reflet du vieillissement des cellules. Plus visibles sont ces petites taches brunes qui apparaissent à la surface de la peau, plus nombreuses au fil des années, témoins du vieillissement des cellules de la peau.

Sélénium et vitamine E forment une synergie de lutte contre ces radicaux libres responsables des dégradations cellulaires.

Alimentation et cancers

Une expérience originale s'est déroulée aux Etats-Unis depuis 1982, sur une durée de 4 ans : 28.000 médecins américains volontaires ont reçu tous les jours par la poste une enveloppe contenant une petite pilule qu'ils devaient avaler. Cette pilule contenait soit du béta-carotène, soit une poudre sans aucun effet thérapeutique (placebo) mais le médecin l'ignorait.

En 1987 on a dépouillé les résultats, centralisé les données, comparé les taux de cancers dans les deux groupes : ceux ayant absorbé le placebo et ceux qui avaient absorbé l'extrait artificiel de carotte. Les enseignements tirés sont significatifs : 35% environ de cancers en moins chez ceux ayant consommé du béta-carotène. Pourquoi cette expérience?

D'après Peter Greenwald, directeur de la division du contrôle et de la prévention du cancer du National Cancer Institute à Bethesda (Maryland) U.S.A., un tiers des cancers auraient leur origine dans les habitudes alimentaires. Des études épidémiologiques, c'est-à-dire des études de migrations de population, corroborées par des travaux de laboratoire, ont incité les américains à donner des directives officielles aux consommateurs.

En particulier, la National Academy of Sciences prodigue aux Américains, par le biais de leurs autorités fédérales, diverses consignes dont les plus importantes sont les suivantes :

1 - Ramener de 40 à 30% la part des graisses dans l'alimentation.

2 - Consommer des fruits, légumes, céréales c'est-à-dire des aliments contenant des fibres susceptibles de capter pour les évacuer les substances cancérogènes.

3 - Consommer en particulier : tous les fruits et légumes riches en béta-carotène. Ces fruits et légumes sont en général de couleur foncée : vert, rouge, orange.

4 - Consommer et abuser de : chou, chou-fleur, chou de Bruxelles, chou rouge, brocoli.

5 - Prohiber tous les produits fumés et salés (poissons et viandes fumés, salaisons).

6 - Prohiber toutes les viandes et produits contenant des nitrates. Mais comment savoir quelles sont les viandes, quels sont les fruits et légumes riches en nitrates ?

Les produits chargés de nitrates sont omniprésents du fait des engrais utilisés. Ces nitrates se transforment en nitrosamines cancérogènes dans l'organisme.

D'autre part, déclare le docteur P. Greenwald, 25 expériences se déroulent actuellement parmi des populations à haut risque. Ainsi, des femmes qui ont parmi leurs antécédents deux cas de cancer du sein suivent un régime réduisant la part des graisses à 20% au lieu des 40%, pourcentage que l'on trouve dans l'alimentation normale américaine. Il y a longtemps, en effet, que l'on soupçonne les graisses d'être responsables de la fréquence des cancers du sein. Une surcharge alimentaire en graisses provoque des cancers mammaires chez la souris et la rate. Ce n'est que dans quelques années, que l'on pourra vérifier si les expériences tentées sur des animaux sont transposables aux êtres humains. Les recherches actuelles doivent permettre à moyen et long terme d'obtenir une prévention efficace de 25 à 30% des différents types de cancers du colon, du rectum, du sein, de la prostate, de l'oesophage.

En résumé, ce qu'il est important de constater c'est que les avertissements répétés provenant de non-scientifiques quant à l'influence du régime alimentaire sur l'incidence des cancers sont désormais pris en compte par les plus grandes instances scientifiques internationales.

Lorsqu'il sera démontré que le manque de fibres favorise les cancers de l'intestin, que l'abus des graisses provoque les cancers du sein, que l'abus de café est responsable du cancer du pancréas, etc., on n'aura pas pour autant résolu le problème d'apparition de la maladie cancéreuse. En effet, si l'on évite ces aliments, et si l'on suit à la lettre les directives prodiguées par les organismes internationaux de prévention et de lutte contre le cancer, à savoir favoriser les fruits, céréales, légumes et en particulier les crucifères, on n'échappera pas pour autant au cancer. Au contraire, car la grande majorité des fruits et légumes sont cultivés avec des engrais performants à base de nitrates. Or les nitrates sont transformés en nitrosamines cancérogènes. Le problème demeure donc entier. Il ne serait résolu que par l'abandon des méthodes modernes de culture et de conservation, par l'abandon des pratiques intensives d'élevage.

Le cancer ne pourra être définitivement prévenu que par un retour hypothétique au régime alimentaire et à l'environnement, en général, des populations rurales pauvres du temps jadis. Ce n'est pas demain que ce retour aux sources d'une nourriture presque naturelle s'effectuera. Sur le plan alimentaire, notre forme de société obligera de plus en plus les consommateurs à accepter les progrès réalisés dans les domaines de la culture, de l'élevage et du conditionnement des aliments produits.

Les preuves s'accumulent

Les alimentations initiatrices ou promotrices de cancers sont de mieux en mieux connues. Trente à quarante pour cent des cancers chez l'homme, près de 60% chez la femme sont soupçonnés de trouver leur origine dans un déséquilibre alimentaire ou dans l'absorption de substances chimiques qui, normalement, ne devraient pas se rencontrer dans l'alimentation. Ces soupçons sont devenus au fil des années des preuves à la suite d'expériences faites sur des souris et des rats, expériences qu'il serait trop long de rapporter ici.

Certaines habitudes alimentaires fréquemment retrouvées chez des cancéreux présentant le même type de cancers autorisent à mettre en évidence et en accusation certains facteurs alimentaires. En particulier, les apports *hypercaloriques* et *hyperlipidiques* sont certainement les plus grands facteurs de la carcinogénèse. Leur incidence est le plus fréquemment observée sur le sein, en raison de l'augmentation de la production d'oestrogènes dans le tissu adipeux, sur l'appareil digestif par effet mutagène sur les polypes colo-rectaux des acides biliaires contenant des graisses polysaturées et sur l'utérus.

Des souris subissant un régime lipidique important présentent un plus grand nombre de tumeurs spontanées que celles ayant un régime normal.

Le nombre de cancers du colon et du rectum est proportionnellement moins élevé chez les Adventistes du Septième Jour de Californie que chez les autres Américains : ils sont végétariens.

Au Japon, le pourcentage des cancers de l'estomac est très élevé, alors que celui des cancers de l'intestin est très faible. Cependant, la proportion s'inverse chez les émigrés japonais des îles Hawaii. A la seconde génération, il se produit une augmentation du nombre de cancers de l'intestin et une diminution de ceux de l'estomac : le régime alimentaire des Japonais émigrés aux îles Hawaii diffère de celui des japonais non-émigrés et les américains consomment plus de matières grasses que les asiatiques. De même, le nombre de cancers du sein est plus élevé aux Etats-Unis qu'en Asie, pour les mêmes raisons.

Si l'on parvenait à modifier les habitudes alimentaires des américains, par exemple, on pourrait réduire d'un tiers le nombre de décès par cancer. Un semblable résultat serait obtenu chez les Européens.

Un régime alimentaire modifié et appliqué constituerait le plus important facteur de prévention des cancers de l'estomac, du gros intestin, de l'utérus, du pancréas et du sein. Toutes les études réalisées semblent indiquer que les malades atteints de cancer du colon et du rectum ont, en général, consommé moins de crudités que les personnes en bonne santé et moins de choux de toutes sortes, cuits ou crus, y compris les choux-fleurs, les brocolis et les choux de Bruxelles. Ces recherches ayant été effectuées aussi bien aux Etats-Unis qu'au Japon et dans d'autres pays, on peut raisonnablement en déduire que ces végétaux contiennent fort certainement une substance dont l'action empêcherait le cancer de l'intestin.

Cette substance existant à l'état naturel dans les plantes de la famille du chou appartiendrait à un groupe de composés chimiques dénommés «indoles». Si l'on dépose par exemple du benzopyrène, substance cancérogène sur la partie supérieure de l'oesophage d'une souris, un cancer de l'estomac apparaît rapidement. Or, on est parvenu à prévenir la formation de ce cancer en administrant aux souris certains indoles avant et pendant les ingestions de benzopyrène. D'autre part, si l'on fait ingérer préalablement des indoles à des rates auxquelles on a administré un produit cancérogène comme le diméthybenzanthracène (D.M.B.A.) qui provoque des cancers mammaires, on inhibe la formation des tumeurs.

L'institut National Américain du Cancer (N.C.I.) et la société américaine du cancer subventionnent actuellement des études sur la prévention chimique de la maladie, qui portent principalement sur les inhibiteurs naturels du cancer tels que les vitamines A, C et E, le béta-carotène, le sélénium et des produits chimiquement très proches de la vitamine A (les rétinoïdes). Il ressort de ces études effectuées dans diverses parties du monde que les cancers du sein, du colon et de la prostate sont sensiblement moins fréquents chez les gros mangeurs de légumes. Il faut donc en conclure que les légumes contiennent des éléments capables d'inhiber le processus tumoral chez l'homme.

Des expériences réalisées sur des animaux à la suite de ces constatations semblent être probantes. Ainsi des rates d'une espèce particulièrement exposées au cancer mammaire ont présenté moins de tumeurs après avoir été nourries au soja. De même, après avoir badigeonné la peau de souris avec deux substances connues comme agents initiateurs et promoteurs du cancer, et les avoir séparées en deux groupes dont l'un nourri au soja, on a constaté un nombre moins élevé de tumeurs et un retard du processus de cancérisation dans le groupe privilégié par l'alimentation au soja.

Les légumes tels que les haricots secs, pois chiches, céréales ou pommes de terre contiennent certainement des substances qui semblent contrarier l'action des agents promoteurs du cancer.

Compte tenu de ce qui précède, on ne peut que fortement recommander l'absorption en quantité importante de légumes à graines, à tubercules, de céréales, et de légumes de la famille du chou.

Egalement, diverses études du cancer du poumon ont démontré que les malades absorbaient toujours moins de vitamine A que les sujets du groupe-témoin, et cela, même dans le cas où les uns et les autres étaient fumeurs. En outre, il est prouvé qu'un régime riche en carotène et en vitamine A évite les cancers du tractus gastro-intestinal et de la vessie. Il y a donc lieu, à titre préventif, de consommer des fruits et des légumes riches en béta-carotène, provitamine A, que notre organisme transforme en vitamine A, tels que : abricots, carottes, patates douces, pissenlits, épinards, brocolis et autres choux, bettes, chicorée. La vitamine A se trouve également à l'état naturel dans le lait entier, le foie, le jaune d'oeuf, le beurre, le fromage, les crustacés, la volaille, le poisson.

Aux Etats-Unis, le cancer de l'estomac est en considérable régression depuis que des mesures ont été prises en vue de manipuler, réfrigérer, préparer les aliments. Ces derniers ne comportent pratiquement plus de nitrites.

Certains antioxydants tel le butylhydroxyanisol (B.H.A.) qui servent à préserver la fraîcheur de nombreux aliments inhibent l'action des substances cancérogènes. Une quinzaine d'expériences réalisées sur des rongeurs ont démontré que le B.H.A. empêchait onze substances cancérogènes d'induire des cancers du poumon, des ganglions lymphatiques, du gros intestin et des cancers mammaires. Or, les vitamines C et E sont également des antioxydants. Il y a donc lieu de les utiliser à titre préventif.

Nous avons vu que l'oxygène n'est pas sans danger pour l'organisme. L'oxydation est indispensable à la vie mais elle n'est pas toujours bénéfique. En se combinant avec un atome, l'oxygène peut provoquer l'arrachement d'un électron : l'atome privé de cet électron (radical libre) cherche à s'emparer d'un autre électron. Cette réaction est capable de produire une lésion cellulaire, une modification de terrain. On attribue généralement le vieillissement et nombre de maladies chroniques à cette détérioration par oxydation. Les vitamines C et E ainsi que certains antioxydants comme le B.H.A. empêchent la formation de radicaux libres.

La vitamine E se rencontre dans les céréales, surtout dans le germe. L'huile de germe de blé en renferme la plus haute teneur. On la trouve également dans l'huile d'arachide, le soja, le persil, l'huile d'olive, le beurre, les poireaux, le pain complet, les oeufs, le foie de boeuf, le fromage. La vitamine E exerce un rôle protecteur de la vitamine A. Elle inhibe la formation de peroxydes d'acides gras, permettant ainsi la respiration cellulaire. Comme la vitamine A, elle agit certainement au niveau de la membrane de la cellule et des organites. Comme la vitamine A, elle est liposoluble.

Les rétinoïdes

Il y a une soixantaine d'années, on avait découvert qu'un régime riche en aliments contenant de la vitamine A possédait la capacité d'inverser l'évolution d'une dysplasie ou anomalie du développement d'un tissu quelconque de l'organisme. Plus de 400 expériences réalisées sur des animaux et *in vitro* ont montré que les rétinoïdes peuvent réduire ou supprimer le processus malin induit par des substances chimiques, des radiations et par des virus. De plus, ils peuvent prévenir la survenue de cancers induits par des carcinogènes et faire régresser des lésions cutanées prémalignes. Au cours du deuxième symposium Bristol-Myers de recherche et de nutrition à Washington, le docteur Stanley M. Levenson et le docteur Dli Seifter, ont montré que l'adjonction de béta-carotène à la nourriture du rat peut augmenter de presque 100% l'effet antitumeur des radiations.

Des études effectuées en Inde, au Japon, au Pakistan, aux Etats-Unis et au Royaume-Uni montrent que des malades souffrant de divers cancers (de la bouche, du nasopharynx, des poumons et du tractus gastro-intestinal) présentent une baisse significative du taux sanguin de rétinol ou de béta-carotène par comparaison avec des sujets sains. D'autres études réalisées en Norvège, aux Etats-Unis, en Iran, au Japon, à Singapour, ont montré qu'un régime pauvre en vitamine A présente le risque de voir se déclarer un cancer des poumons, de l'estomac, de l'intestin, du larynx. Ce risque est deux à trois fois plus important que chez des sujets consommant des doses normales ou élevées de vitamine A.

L'une des études a été publiée dans «The Lancet» le 28/11/1981. Elle fut réalisée à partir d'une groupe de 3.102 sujets mâles, employés de la Western Electric, suivis pendant 11 ans et a montré que les individus atteints d'un cancer du poumon avaient consommé moins de béta-carotène que les employés sains.

D'une manière générale, on peut conclure que les individus avec le taux de consommation de béta-carotène le plus bas ont un risque sept fois supérieur de développer un cancer des poumons par rapport à ceux qui absorbent des taux importants. Ce risque est de huit fois s'il s'agit de fumeurs.

Actuellement, on ignore comment la vitamine A intervient et s'oppose au processus cancéreux. Certes, la vitamine A est essentielle à la différenciation épithéliale et osseuse mais cela n'explique pas tout. Elle est certainement impliquée dans l'expression d'un nombre important de gènes. La propriété que possèdent les rétinoïdes d'inverser le processus cancérogène, de transformer des cellules devenues malignes en cellules normales, avec disparition du phénotype malin, pourrait être attribuée à un mécanisme de manipulation oncogène.

En d'autres termes, les rétinoïdes empêcheraient l'expression des «gènes oncogènes», c'est-à-dire des gènes embryonnaires réprimés par la suite.

Conseil pour prévenir le cancer ou pour provoquer la réversibilité du processus cancérogène

Il faut éviter

1 - **Les matières grasses** : viandes rouges, lait, crèmes glacées, sauces, pâtisseries industrielles.

2 - **Les salaisons et produits fumés** : Les aliments conservés dans le vinaigre, la saumure ou par séchage à la fumée introduisent dans l'organisme des substances cancérogène.

3 - **Les additifs alimentaires** : colorants, émulsifiants, stabilisants, épaississants, gélifiants, conservateurs, arômes artificiels.

4 - **Les aliments fermentés** : certains fromages qui contiennent de l'Aflatoxine, produit d'une moisissure.

5 - **Les produits de pyrolyse du Triptophane et de la Lysine** qui apparaissent sur les viandes et poissons passés au gril.

6 - **Les produits alimentaires : légumes, fruits, céréales** qui ont été traités par des engrais à base de nitrates que les bactéries transforment en nitrites, ou traités par des pesticides.

7 - **L'eau de boisson** en provenance de lieux où sont répandus des engrais chimiques.

8 - **Les eaux minérales et tous les produits** vendus dans des emballages en chlorure de vinyle.

la marche à pied (1 à 2 heures par jour suivant l'état physique du malade).

11 - S'adonner à des méthodes de relaxation profonde, 2 ou 3 fois par jour, durant 1/2 heure.

12 - **Vouloir vaincre la maladie par tous les moyens. Ne jamais s'estimer condamné** à brève ou à longue échéance. **Ne jamais baisser les bras.**

Tous ces différents conseils ayant été suivis, il faut cependant faire appel, parfois, à des thérapeutiques non toxiques et non mutilantes.

Cependant, dans certains cas bien précis, la chirurgie s'impose si : complication mécanique (occlusion-hémorragie). L'intervention chirurgicale est nécessaire car la vie du malade en dépend.

La radiothérapie doit être très restrictive : elle ne doit s'exercer que s'il existe un processus inflammatoire local trop important gênant l'acte opératoire ; s'il s'agit de formations tumorales très réduites et bien vascularisées ; s'il existe des phénomènes inflammatoires et compressifs majeurs.

La radiothérapie est inutile dans le cas de volumineuses tumeurs nécrosées en leur centre qui ont une capacité de prolifération réduite.

La **chimiothérapie** doit être atoxique. La ou les substances chimiques utilisées ne doivent s'attaquer qu'aux cellules cancéreuses, ménageant complètement les cellules normales. Ce n'est pas le cas, jusqu'à présent des produits chimiothérapiques classiques qui agissent soit sur le noyau soit sur le cytoplasme qui sont semblable à ceux de la cellule normale, et qui, en outre, sont immuno-dépresseurs.

La chimiothérapie atoxique existe, comportant des substances agissant au niveau de la membrane des cellules cancéreuses et seulement des cellules cancéreuses. Malheureusement, l'expérimentation clinique et la commercialisation de ces médicaments ont toujours été refusées en France.

Il est donc nécessaire de se procurer ces produits à l'étranger : Grande-Bretagne, Suisse, Belgique, Etats-Unis, U.R.S.S.

Attitude d'esprit

On ne peut écarter l'hypothèse d'une mise en cause des

facteurs psychiques dans le processus de déclenchement des tumeurs malignes. Ce n'est un secret pour personne : les maladies psychosomatiques existent bel et bien. Cela veut dire que certaines affections apparaissent à la suite d'un dérèglement au niveau cérébral.

L'ulcère gastro-duodénal constitue un exemple pour illustrer de manière précise comment certains facteurs psychiques peuvent intervenir pour atteindre un organe dans sa substance même. La médecine institutionnelle prétendra que l'estomac et le duodénum sont des organes-cibles et qu'un dérèglement hormonal est à incriminer. Cela est vrai dans une certaine mesure mais n'explique pas tout. Ce dérèglement hormonal, de toutes façons, par quoi est-il provoqué ? Comment expliquer qu'un phénomène d'anxiété permanent, le sentiment d'être mal dans sa peau, de ne pas être adapté au milieu social ou professionnel dans lequel on vit sont susceptibles d'induire un ulcus ?

Tout individu peut contracter et développer un ulcère de l'estomac dans la mesure où il aura subi des contraintes insupportables, où de nombreux soucis l'auront accablé. Il semble bien que l'esprit régit la matière, et par conséquent, l'amas fantastique de cellules que comporte un organisme.

Toutes les expériences réalisées à ce jour montrent que des influences psychiques gouvernent une part très importante de la production hormonale. En conséquence, afin d'éviter nombre de maladies dont le cancer, il semble indispensable d'adopter certaines règles conditionnant le mode de vie et de penser. On ne peut séparer le corps de l'esprit, le somatique du psychique. Leur interdépendance est manifeste : ce que ne semble pas prendre en compte la médecine allopathique qui ne soigne plus guère que les corps.

Quelle attitude adopter pour que l'organisme conserve un équilibre parfait le mettant à l'abri de toute atteinte ? Il semble bien difficile de répondre d'une manière précise en formulant des principes d'application valables pour tous.

Chaque individu possède un psychisme qui lui est propre et les émotions, les sentiments, les façons de penser et d'agir varient en fonction de critères qu'il n'est pas possible de déterminer avec certitude. Ce qui se manifestera seulement par une contrariété chez l'un engendrera une situation dramatique au niveau de l'esprit chez tel autre, entraînant parfois l'accomplissement d'actes inconsidérés, sans relation réelle avec les faits. On voit parfois certaines personnes se suicider parce qu'elles pensent avoir commis une faute grave alors qu'en réalité celle-ci est insignifiante. Tout est parfaitement subjectif en ce domaine. En fait, l'idéal serait d'adopter une attitude d'esprit telle que l'on n'attacherait qu'une importance et une valeur tout à fait relatives aux différents événements traumatisants qui peuvent survenir dans l'existence. Cela est facile à dire mais beaucoup moins facile à réaliser. On peut parvenir, toutefois, à une certaine maîtrise de soi, en particulier lorsqu'on a beaucoup souffert ou supporté avec patience, et non pas résignation, maints avatars inhérents à la condition humaine.

Une étude réalisée par le docteur Caroline Bedell Thomas, à la Faculté de Médecine de l'Université J. Hopkins de Baltimore, ayant porté sur 1 337 étudiants en médecine soumis entre 1960 et 1964 à une série de tests de personnalité révèle que de 1964 à 1976, 41 de ces étudiants sont morts dont 16 se sont suicidés. Parmi ceux qui restent actuellement, et exercent la médecine, 15 sont atteints de maladies cardio-vasculaires, 20 d'hypertension, 38 de maladies mentales et 43 de cancer. Or chez ceux qui ont un cancer, on a trouvé un certain nombre de traits communs. Ils ont tous un caractère taciturne, réservé, et ont souffert d'un certain éloignement des parents durant l'enfance. Fort souvent, le père était très distant et d'humeur instable.

Il ressort de cette étude que les mécanismes immunitaires semblent soumis aux émotions. En ce sens, le cancer serait fonction des réactions de l'hypothalamus.

Pour ne pas «faire» un cancer, il semble qu'il soit nécessaire de présenter les conditions suivantes :

1 - Avoir pleinement conscience du «soi» physique et mental.

2 - Pouvoir «croître et s'affirmer» sans que cette pulsion élémentaire se trouve contrariée tout au long de son existence.

3 - Ecarter de son esprit tous les sentiments pervers tels que : jalousie, envie, ressentiment, haine qui dégradent la véritable nature humaine et par voie de conséquence l'organisme.

4 - Jouir de la liberté physique et intellectuelle sans laquelle l'individu ne peut croître et s'affirmer.

Le travail

Il semble indispensable d'aimer ce que l'on fait, choisir une profession qui satisfasse ses goûts personnels et si faire se peut soit enrichissante pour l'esprit. Tout travail accompli sans intérêt, réalisé à contre-coeur, provoque à longue échéance non seulement un complexe d'infériorité mais également une affection organique.

Le mode de vie

L'environnement qui occupe une place capitale dans le déroulement de différentes fonctions physiologiques et psychique doit convenir au corps et à l'esprit. Les Japonais qui vivent aux Etats-Unis contractent les mêmes formes de cancers que les américains, alors que chez eux, il n'en est pas ainsi. On met en cause les habitudes alimentaires, c'est probablement vrai mais n'explique pas tout. Il s'avère de plus en plus vraisemblable que les individus sont déterminés génétiquement pour contracter ou non certaines maladies. Il suffit de se référer aux travaux du professeur Jean Dausset, récent prix Nobel à propos du système HLA.

Si l'on considère la répartition géographique d'une maladie nommée Spondylarthrite ankylosante, on s'aperçoit qu'elle est très étroitement liée à la présence de l'antigène HLA-B 27 chez des populations qui se trouvent toutes situées dans l'hémisphère Nord. Il est très curieux qu'il en soit ainsi et cela donne à penser, qu'en plus de la détermination génétique des individus, interviennent d'autres facteurs tels par exemple qu'un agent viral responsable qui ne ferait preuve de virulence que dans des conditions climatiques et d'environnement nettement établies et favorables à son action et développement. Evidemment, il serait tentant d'extrapoler ce même principe au phénomène du cancer, en se basant sur une répartition géographique à peu de chose près identique.

Il serait souhaitable que les individus demeurent sur les lieux mêmes où leurs ascendants sont nés et ont vécu depuis plusieurs générations. En effet, il est certain que le capital génétique des humains (et des animaux) est sujet à des modifications et varie suivant la race et l'environnement.

Qu'on le veuille ou non, au risque d'être critiqué par les «scientifiques», je suis convaincu que les habitudes de vie, alimentaires et autres de ses ascendants ont réalisé chez tout être venant à la vie une sorte d'imprégnation se traduisant au niveau physiologique et psychique par un phénomène de «mimétisme» qui doit pouvoir se réaliser librement. A défaut, il faut absolument qu'existe une adaptation parfaite au lieu d'existence, au climat, aux moeurs, aux systèmes économiques et politiques.

En d'autres termes, il y a lieu de se «sentir bien dans sa peau» dans un environnement physique et spirituel choisi parce qu'on s'y sent heureux.

Tout cela semble bien difficile à réaliser présentement dans notre forme de société qui a fait éclater les structures fondamentales inhérentes à la condition humaine. Cependant, l'observation des lois naturelles représente la condition *sine qua non* du bon équilibre du corps et de l'esprit.

L'acceptation passive de contraintes, la résignation sont des facteurs d'induction de troubles sévères à brève ou longue échéance qui risquent fort d'abréger la vie de ceux qui adoptent ce genre de comportement. C'est pourquoi, toute réaction si minime et dérisoire qu'elle soit pour tenter d'échapper à ce que l'on nomme «le système», sera salutaire. Au plan physique, par exemple, si l'accumulateur que constitue le corps humain se trouve complètement déchargé par suite d'une présence trop constante dans de grandes cités, il est indispensable de le recharger en se rendant à la campagne ou à la montagne le plus souvent possible.

La vie citadine n'est supportable qu'à la condition de quitter la ville fréquemment pour se retremper dans une vie non sophistiquée, près des choses de la nature. De même, sur le plan spirituel, il faut savoir s'écarter des idées reçues parce qu'elles sont à la mode et pernicieusement propagées par «mass-médias» aux mains de technocrates d'autant plus dangereux qu'ils sont ineptes et généralement à la solde de groupes de pression financiers ou politiques.

Je reprendrai volontiers à mon compte la célèbre phrase de l'humoriste Jean Yanne : *«Le monde est fait d'imbéciles qui se battent contre des demeurés pour sauvegarder une société absurde.»*

La sexualité

Sur le plan des sentiments et particulièrement du sentiment amoureux, je l'ai écrit déjà : il y a lieu pour jouir d'un excellent équilibre psycho-somatique d'écarter tous les sentiments néfastes tels que : jalousie, haine...etc. mais cela n'est pas suffisant. Il nous faut aborder présentement le *problème sexuel*. De très nombreux ouvrages ont paru à ce sujet depuis une dizaine d'années. Il semble difficile, au milieu de toutes les thèses proposées, de faire un choix permettant d'adopter une ligne de conduite, surtout si l'on ne dispose pas d'une certaine expérience personnelle de laquelle on a pu retirer certaines conclusions. Je pense qu'il serait vain de tenter de donner des conseils ayant valeur d'universalité à propos d'un sujet aussi délicat, aussi vaste. Ce que l'on peut avancer, toutefois, sans crainte de se tromper, c'est que la sexualité a pris une place beaucoup plus importante que jadis dans l'existence des individus et tout particulièrement depuis que les contraceptifs oraux ont libéré la femme de contraintes millénaires.

Tout individu doit, pour assurer le bon équilibre de son corps et de son esprit, exercer une activité sexuelle normale. Cette activité, quant à son intensité, sa fréquence et sa durée demeure fonction du tempérament de chaque individu. Il n'existe pas de règles précises à ce sujet. Disons pour résumer que l'excès en tout est un défaut au même titre que l'insuffisance. Il semble, d'après certaines études récentes, qu'il y ait une relation entre le cancer du col de l'utérus et les maladies vénériennes.

Le cancer du col : maladie vénérienne ? Telle est la question que pose le concours médical à l'occasion d'un article sur les facteurs de risque du cancer du col utérin.

Existe-t-il des hommes dangereux ? demande l'article, avant de répondre : *«Malgré sa rareté, le cancer de femmes de religion juive existe».* Martin montre que les époux de celles qui vont faire un cancer du col ont, dans 80% des cas des antécédents de maladies vénériennes.

Dans une autre étude, Pridan et Lilienfeld montrent que les maris de ces femmes juives atteintes de cancer du col utérin ont eu dans 80% des cas au moins, plus de neuf partenaires sexuelles, contre 44% des hommes du groupe témoin. Il semble donc licite d'évoquer à propos de ces travaux le rôle d'un facteur cancérogène inconnu véhiculé par voie vénérienne et différent du sperme lui-même. Ce facteur, en effet, serait acquis par les contacts vénériens multiples.

Quant à ce facteur inconnu, il pourrait s'agir, d'après l'article, des *protéines basiques du spermatozoïde,* ou encore, comme cela a été démontré chez la souris, du *virus de l'herpès simplex de type II.*

En ce qui concerne les rapports autres que sexuels à l'intérieur du couple, il semble évident qu'une *harmonie des esprits* existe. Il est indispensable qu'aucun des partenaires n'éprouve le sentiment d'être brimé ou contraint ou placé en état d'infériorité ainsi que cela arrive fréquemment.

En cas de mésentente conjugale ou autre permanente, il vaut mieux se séparer. La résignation, l'anxiété, la souffrance sont inductrice de dégâts organiques. Le masochisme n'est nullement recommandé en la matière.

Nombre de dépressions nerveuses ont pour origine des conflits d'ordre affectif. Or, tout état dépressif entraîne inévitablement des troubles organiques. Tout être doit se sentir aimé et respecté pour lui-même. L'amour et le respect ne vont pas l'un sans l'autre. Il peut y avoir respect sans amour mais non amour sans respect. Le respect manifesté implique évidemment la tolérance vis-à-vis du comportement et des idées de l'autre. Sans cette tolérance, toute vie à deux devient insupportable. Tolérance ne signifie pas cependant résignation et acceptation d'une vie dans laquelle on se sent «étouffer» littéralement.

Je suis convaincu que beaucoup d'hommes, et de femmes surtout, ont développé un cancer parce que, durant de très nombreuses années, ils ou elles ont supporté en silence une vie conjugale ne correspondant pas à leurs aspirations profondes. Si certains font une dépression nerveuse, d'autres plus prédisposés, font un cancer. En ce cas, on peut raisonnablement parler de *modification de terrain* due à un déséquilibre hormonal en rapport avec des causes psychiques.

Il apparaît de la sorte capital d'acquérir et conserver, malgré vents et marées, un esprit tourné vers l'observation de certaines vertus telles que la foi, au sens large du mot, la charité envers autrui, la tolérance et tant d'autres qui se trouvent ancrées au plus profond de la nature humaine parce qu'indispensables pour mener une vie physique et spirituelle harmonieuse, en accord avec les lois de la nature, lois cosmiques qui ont présidé à la genèse de l'univers.

Avant d'examiner les moyens de lutte contre le cancer, il y a lieu de faire quelques considérations d'ordre général. Ces considérations sont difficiles à exprimer car il ne s'agit pas de donner de faux espoirs à ceux qui sont atteints par cette maladie. La prévention peut donner 90% de bons résultats et parfois davantage.

Les moyens de guérison, eux, sont limités et n'entraînent que des résultats incertains et médiocres. On ne peut parler de victoire sur le cancer quand les taux de guérison atteignent environ 30%. Encore faut-il faire remarquer que sont inclus dans les statistiques les cancers de la peau guérissables à 90 ou 95%. Ce qui fausse considérablement ces dernières.

En l'état actuel de la recherche et des thérapeutiques, il serait faux de prétendre que l'on a trouvé le ou les remèdes-miracle permettant de guérir définitivement et radicalement les cancers.

Les principaux médicaments utilisés par la médecine allopathique sont efficaces sur certaines formes de cancers. Sur d'autres, non.

Les véritables données du problème cancéreux sont englouties sous une montagne de thèses, communications, expériences variées, idées préconçues ou dogmatiques erronées ou à la mode, sans qu'aucune synthèse effective ait jamais eu lieu. Depuis quelques décennies, des sommes fantastiques d'énergie et d'argent ont été dépensées en pure perte dans une recherche qui, en définitive, a accouché d'une souris. Les expérimentations cliniques actuellement réalisées le sont sur des malades dont le cancer est déjà très évolué, à un seuil critique sans espoir d'irréversibilité.

Les substances utilisées, antimitotiques, alcoylantes, antimétaboliques surtout et quelques rares substances à l'action mal connue ne constituent, il faut bien le dire, que des «pis-aller». Tout le monde s'en contente, faute de mieux, et particulièrement les laboratoires pour qui les médicaments anticancéreux constituent un pactole. C'est la raison pour laquelle, satisfaits sur le plan commercial, la plupart des laboratoires ne s'intéressent guère à la mise au point de nouveaux produits destinés à lutter contre le cancer.

Il semble évident que l'actuelle chimiothérapie se cherche, ne parvenant qu'à des résultats très discutables et de peu de durée thérapeutique. De plus, une certaine forme de chimiothérapie, si elle parvient à assurer des périodes de rémission à certains malades, provoque souvent leur décès prématuré du fait de la nocivité des produits utilisés. Beaucoup de cancéreux meurent d'une affection provoquée par l'affaiblissement de leur organisme alors même qu'ils se trouvent en période de stabilisation ou de rémission d'un cancer.

Malgré ces échecs, imperturbablement, les chimiothérapeutes continuent à expérimenter, connaissant parfaitement les limites et les dangers de leur thérapeutique. Peut-on le leur reprocher ? Et agissent-ils toujours dans l'intérêt des malades ? Cela n'est pas évident. D'autant plus que règne la plus grande confusion dans le choix des médicaments et également l'arbitraire. Il apparaît, en effet, que seuls certains grands laboratoires imposent leurs produits auprès des chimiothérapeutes. En 1988, il existe sur le marché au moins 45 médicaments plus ou moins efficaces pour lutter contre le cancer. A peine une quinzaine sont utilisés. Pourquoi ? Certains médicaments fabriqués à l'étranger et ayant fait leurs preuves ne sont pas admis en France. Pourquoi ?

En matière de lutte contre le cancer, les frontières ne devraient pas exister.

Moyens de guérison

Nous avons vu que toute répression ou inhibition des pulsions élémentaires chez un organisme achevé engendre tôt ou tard un déséquilibre grave qui se traduit par des phénomènes physiologiques ou psychiques tels que le désir suicidaire, les névroses, les psychoses, la schizophrénie, la violence à l'égard des autres dont les causes n'apparaissent pas toujours évidentes.

De même que certaines maladies mentales semblent constituer l'issue choisie par l'organisme pour échapper à des contraintes intolérables, de même que les actes de violence semblent exprimer une pulsion pervertie (s'affirmer et croître) du fait d'un environnement qui ne correspond plus à ce qu'il devrait être pour que se manifeste un épanouissement harmonieux de l'individu ; de même le cancer semble marquer l'aboutissement logique d'une perturbation métabolique de la cellule ou d'un groupe de cellules.

Or cette perturbation métabolique peut être provoquée par des substances chimiques que l'organisme absorbe et ne peut plus rejeter. Des groupes entiers de cellules, de ce fait, ne peuvent plus donner libre cours à leurs pulsions qui se trouvent contrariées ou inhibées. Ce qui se passe au niveau d'une seule cellule retentit au niveau de la colonie cellulaire et par extension au niveau de l'organisme tout entier.

La ou les cellules qui ne peuvent plus donner libre cours à leurs pulsions élémentaires se trouvent dans l'obligation d'adopter un mode de vie leur permettant de survivre au milieu d'un océan de substances chimiques qui les ont envahies. Certaines meurent. D'autres deviennent quiescentes. D'autres mutent pour devenir cancéreuses.

Dans le processus cancéreux, *tout est question de terrain* et il semble évident que *la prévention* doit être le principal objectif à atteindre et à vulgariser. *Lorsque le dépistage révèle une tumeur, il est déjà trop tard* : la colonie cellulaire maligne atteint déjà pratiquement le seuil d'irréversibilité c'est-à-dire 10 puissance 6 cellules ou 1 gramme. Pour atteindre ce poids de 1 gramme, la tumeur a mis généralement 8 ans pour se manifester au niveau du sein et 12 à 15 ans pour les adéno-carcinomes. Ce délai qui peut paraître long s'explique par le rythme de la mitose ou division cellulaire correspondant à 4 ou 5 mitoses par an et peut-être moins. Environ 50 millions de mitoses se produisent à chaque seconde dans un organisme, donnant 50.000 mutants. La carcinogénèse est donc permanente. Mais carcinogénèse ne veut pas dire cancérisation à court, moyen ou long terme.

Le cancer pourrait se définir ainsi : *réaction naturelle d'une colonie cellulaire qui ne veut pas disparaître.*

Les pulsions élémentaires d'une seule cellule sont identiques à celles d'un organisme constitué :

1 - *La cellule doit pouvoir absorber* tout ce qui est nécessaire à son développement harmonieux : éléments nutritifs, sels minéraux, oxygène.

2 - *La cellule doit pouvoir éliminer* tous les déchets provenant de son métabolisme. Si cette élimination est perturbée, il se produit une surcharge membranaire déréglant la pulsion d'ab-

sorption.

3 - *La cellule doit pouvoir se protéger* contre toute intrusion étrangère nocive chimiquement ou agressive parce qu'en provenance d'autres êtres vivants (micro-organismes).

4 - *La cellule doit pouvoir se reproduire* par le processus de la mitose. Le capital génétique doit se transmette aux cellules-filles sans qu'aucune altération chromosomique ne se soit produite au cours de l'interphase.

5 - *La cellule doit pouvoir s'affirmer et croître*, se différencier sans que différents événements surviennent qui provoqueraient une anarchie cellulaire.

Etant donné l'environnement actuel affecté sur tous les plans par la pollution chimique et surtout alimentaire on peut aisément concevoir que la cellule ne parvient plus à exprimer tout ou partie de ces pulsions vitales.

La pollution alimentaire a ouvert une voie royale aux cancers. Tout le monde connaît plus ou moins les différentes thérapeutiques utilisées pour lutter contre le cancer, pour tenter de guérir les cancéreux.

Radiations :

Administration *de substances végétales* qui bloquent la division cellulaire telles que colchicine, podophylline, vincaleucoblastine, vincristine, leurocristine. Ces 3 dernières substances sont extraites de la pervenche exotique.

Interventions chirurgicales, utiles dans certains cas et catastrophiques dans d'autres parce qu'accélérant le processus cancéreux.

Administration de substances de synthèse : chimiothérapie.

Immunothérapie : on tente de rendre plus performant le système immunitaire des cancéreux.

Il serait fastidieux de citer tous les médicaments chimiothérapiques employés dans la lutte contre le cancer. De toutes manières, ils ne constituent que des pis-aller prolongeant plus ou moins la vie des malades non sans présenter de nombreuses actions indésirables.

CONCLUSION

La lutte contre les cancers grande cause européenne

Il aura fallu attendre l'année 1986 pour que la prévention devienne un des thèmes autour duquel les douze pays d'Europe ont décidé de s'unir dans un vaste programme officiel. Ce programme de prévention existait déjà en 1962 à l'initiative de certains cancérologues français, en dehors de toute structure officielle : Organisation Européenne pour la recherche et le traitement du cancer. Cette organisation, faute d'officialisation, ne parvint jamais à réaliser son objectif : stimuler et coordonner la recherche thérapeutique sur le cancer, en Europe.

Les essais thérapeutiques contrôlés furent réalisés dans divers pays sans qu'aucune discipline ne les réglemente, sans communication entre pays des résultats. Les contacts entre les différentes équipes ne furent jamais nettement établis. Ce n'est qu'en 1969 que l'A.R.C. (Association pour la Recherche sur le Cancer) organisa sa première manifestation publique pour en faire bénéficier la recherche en Europe. Cette association orienta son action sur l'échange rapide des informations. Pour ce faire, elle dota plusieurs instituts européens d'un réseau télex. Il faut lui rendre hommage pour cette initiative généreuse. Depuis 1974, l'A.R.C. a été la cheville ouvrière qui permit à 25.000

malades d'être suivis par des centres coopérateurs. Les cancéreux ont été soignés par 2.000 médecins, dans 300 hôpitaux.

Demain, la Communauté Européenne sera *opérationnelle*. La prévention pourra se mettre efficacement en place. Enfin ! Pour l'instant il ne s'agit que d'un voeu pieux. Seul, l'A.R.C. s'est jusqu'à présent distingué en assurant en 1985 près de 80% des bourses attribuées en France pour former des jeunes chercheurs en cancérologie.

Il ne faut pas confondre dépistage et prévention. Lorsque l'on dépiste, il est souvent trop tard : le cancer est déjà présent. La prévention, ce n'est pas seulement conseiller de ne pas fumer et de ne pas boire d'alcool.

Il est certain que 10% des cancers sont dus à l'alcool. Il est admis que 90% des cancers du poumon, 80% des cancers du larynx, 45% des cancers de la vessie, 60% des cancers de la cavité buccale, sont dûs au tabac.

Or, conseiller aux individus de ne plus fumer et de ne plus boire d'alcool ne résout pas le problème des différents cancers. Combien de cancéreux n'ont jamais fumé ou consommé d'alcool ! Conseiller l'abstention de ces deux substances ne constitue pas un moyen de prévention suffisant.

La prévention, c'est autre chose. Cet ouvrage que vous venez de lire, je l'espère, vous en a convaincu.

Chaque personne devrait prendre conscience que la santé est le bien le plus précieux qu'il soit et qu'il est donc nécessaire de la préserver par tous les moyens, non seulement pour son propre bien mais également pour celui de la communauté toute entière.

Les organismes de lutte contre le cancer préconisent de consulter votre médecin pour :

Une plaie qui ne guérit pas.

Une modification apparente d'une verrue ou d'un grain de beauté.

Un amaigrissement anormal.

Une perte d'appétit prolongée.

Une fatigue permanente ou une fièvre prolongée.

Une digestion anormalement longue ou douloureuse.

Des troubles de la miction.

Un saignement inhabituel ou des pertes anormales.

Une grosseur palpable au sein ou ailleurs.

Des troubles permanents de la déglutition.

Cela est très bien et souhaitable. Cependant, ces conseils et recommandations ne constituent qu'une très modeste partie de la prévention. Les troubles sont déjà évidents lorsque vous allez consulter, sinon vous vous abstiendriez de le faire. Il est donc déjà trop tard.

La vraie prévention, c'est autre chose : prévention c'est prévenir, du latin praevenire : devancer, agir, avant et non pas en cas de symptômes plus ou moins prononcés. Prévenir le cancer, c'est *vouloir l'éviter*. Pour l'éviter, il est nécessaire d'être *informé*. Une fois informé, il faut parfois modifier radicalement le régime alimentaire, le mode de vie et la façon de penser.

Puisse cet ouvrage vous le permettre et vous assurer ainsi une longévité parfaite à l'abri de tous problèmes de santé.

ANNEXES

ETAT DES SUBSTANCES MINERALES CHIMIQUES METALLIQUES CONTENUES DANS L'ALIMENTATION

D'après les listes établies par : l'Agence Internationale pour la Recherche sur le Cancer, American Conference of Governmental Industrial Hygienists American National Standards.

(Les substances mutagènes et cancérogènes apparaissent en gras).

FRUITS ET LEGUMES

Les fruits et légumes contiennent lorsqu'ils arrivent sur la table du consommateur :

MINERAUX ET METAUX

Arsenic
Plomb
Manganèse
Zinc
Nickel
Baryum

Cadmium
Amiante
Beryllium
Chrome

AEROSOLS

Transportés par les vents et les pluies et se répandant sur les prairies et les surfaces cultivées. Ces aérosols sont mutagènes et (ou) cancérogènes au-delà d'une certaine concentration évaluée en mg/m3.

Aldéhydes
Benzopyrène
Ethylène
Hydrocarbures
Anhydride sulfureux
Acide sulfurique
Acide chlorhydrique
Fluor
Strontium
Radium
Chromates

ENGRAIS

Les nitrates se transforment dans l'organisme en nitrosamines cancérogènes.

Nitrates
Phosphates
Potasse

PESTICIDES

Ne sont signalés que les principaux. En fait, il en existe plusieurs centaines dont certains interdits en France sont utilisés à l'étranger. Les fruits et légumes en provenance de certains pays étrangers contiennent donc des résidus de ces pesticides dangereux. Le contrôle est inexistant.

D.D.T.

Parathion
Diméthoate
Demeton

DESHERBANTS

Il en existe plus d'une centaine. Par exemple :

Aryloxyacides

Ces désherbants, suivant la quantité ingérée, provoquent des troubles digestifs, des troubles hépatiques, rénaux, cardiaques. Ils ont également des effets tératogènes, c'est-à-dire provoquent des monstres.

DIFFERENTS CONSERVATEURS ET COLORANTS

Dans les fruits et légumes en conserve.

LAITS ET DERIVES : BEURRE, FROMAGES FRAIS ET CUITS

Le lait et ses dérivés contiennent des résidus des produits suivants :

MINERAUX ET METAUX

Arsenic
Cadmium
Plomb
Amiante
Mercure
Beryllium
Manganèse
Zinc
Chrome
Nickel
Baryum
Acide salicylique
Acide borique

Aldéhyde formique

AEROSOLS

Aldéhydes
Benzopyrène
Ethylène
Hydrocarbures
Anhydride sulfureux
Acide sulfurique
Acide chlorhydrique
Fluor
Strontium
Radium

ENGRAIS

Nitrates se transformant dans l'organisme en nitrosamines cancérogènes.

PESTICIDES

D.D.T.
Parathion
Dimethoate
Demeton
Antibiotiques divers
Sulfamides divers
Hormones diverses
Chlorure de vinyle

Si le lait et les produits laitiers sont conservés et emballés dans des contenants en plastiques.

Les minéraux, métaux, aérosols, engrais, pesticides sont absorbés par les animaux d'élevage sur les sols pollués.

COLORANTS - AROMES - STABILISANTS

Dans les laits concentrés, sucrés, aromatisés, de conserve, les yaourts, les crèmes, les glaces et crèmes glacées.

La pollution des produits laitiers en nitrates et nitrites devient chaque jour plus importante. Leur consommation représente un réel danger. Egalement, le lait contient des éléments radio-actifs à longue période : **Iode 131** qui se fixe dans la thyroïde, et le **Strontium 90** qui se fixe dans le système osseux à la place du calcium, entraînant l'irradiation de la moelle. **Il y a danger de cancer**, surtout chez les enfants.

FROMAGES FERMENTES

Les fromages fermentés contiennent les mêmes *minéraux, métaux, aérosols, pesticides, engrais, antibiotiques, sulfamides, hormones, etc... que les fromages frais*. Ils contiennent en outre les substances cancérogènes suivantes :

Aflatoxine
Stérigmatocystine
Ochratoxine A
Acide cyclopiazonique

L'aflatoxine est une toxine produite par l'infection fongique des aliments.

VIANDES ET CHARCUTERIE

Les viandes et les charcuteries contiennent :

MINERAUX ET METAUX

Par absorption sur les sols.

Arsenic
Plomb
Mercure
Manganèse
Zinc
Nickel
Baryum
Cadmium
Amiante
Beryllium
Chrome
Strontium

AEROSOLS

Aldéhydes
Benzopyrène

Ethylène
Hydrocarbures
Anhydride sulfureux
Acide sulfurique
Acide chlorydrique
Fluor
Strontium
Radium

Par absorption sur les sols

ENGRAIS

Nitrates
Phosphates
Potasse

Les nitrates se transforment dans l'organisme en **nitrosamines** cancérogènes.

PESTICIDES

Tous les pesticides utilisés pour la culture des fourrages et céréales.

Antibiotique : tous ceux à usage vétérinaire
Sulfamides : idem
Hormones : idem
Colorants : utilisés pour la charcuterie
Conservateurs : idem
Gélifiants : idem
Chlorure de vinyle : emballage de la viande et de la charcuterie.

POISSONS, CRUSTACES, MOLLUSQUES

Les poissons, crustacés, mollusques contiennent :

MINERAUX ET METAUX

Par rejets industriels dans les mers, lacs, rivières, fleuves.

Arsenic
Plomb

Mercure
Manganèse
Zinc
Nickel
Baryum
Beryllium
Chrome
Plutonium

HYDROCARBURES

Tous.

PESTICIDES

Tous.

ENGRAIS

Nitrates
Nitrosamines cancérogènes
Benzopyrène

CONSERVATEURS - COLORANTS

Pour les poissons et autres en conserve : oeufs de lompe, de saumon , conserves de thon, de maquereau, etc...

SUBSTANCES SPECIFIQUES POUR FUMER OU SALER DIFFERENTS POISSONS

CHLORURE DE VINYLE

Emballages divers

BOISSONS

VINS

Un livre entier ne suffirait pas à rendre compte de toutes les substances chimiques qui figurent dans les vins : additifs - colorants, etc.

BIERES

Nitrosamines

JUS DE FRUIT

Nitrosamines

EAUX MINERALES

Nitrosamines
Métaux lourds
Pesticides

CAFE

Caféine : *peut provoquer le cancer du pancréas.*
Pesticides

Il faut mentionner les emballages en chlorure de vinyle contenant certaines boissons.

PRODUITS AVEC DES PREUVES SUFFISANTES DE CANCEROGENICITE CHEZ LES ANIMAUX
Compounds with sufficient evidence of carcinogenicity in animals

A-alpha-C (2-Amino-9H-pyrido(2,3-b)indole)
Acetaldehyde
Acetamide
Acrylamide
Acrylonitrile
Adriamycin
AF-2 (2-(2-Furyl)-3-(5-nitro-2-furyl)acrylamide)
Aflatoxins
para-Aminoazobenzene
ortho-Aminoazotoluene
4-Aminobiphenyl
2-Amino-5-(5-nitro-2-furyl)-1,3,4-thiadiazole
Amitrole
ortho-Anisidine
Antimony trioxyde
Aramite
Asbestos
Auramine (technical-grade)
Azacitidine
Azaserine
Benz(a)anthracene
Benzene
Benzidine
Benzo(b)fluorenthene
Benzo(j)fluorenthene
Benzo(k)fluorenthene
Benzo(a)fluorenthene
Benzo(a)pyrene
Bebnzotrichloride
Benzyl violet 4B
Beryllium and beryllium compounds
Bischloroethyl nitrosourea (BCNU)
Bis(chloromethyl) ether and chloromethyl methyl ether (technical grade)
Bitumens, extracts os stream-refined and air-refined
Bracken fern
1,3-butadiene
Butylated hydroxyanisole (BHA)
Beta-butyrolactone
Cadmium and cadmium compounds
Calcium chromate
Carbon-black extracts

Carbon tetrachloride
Carrageenan, degraded
Ceramic fibres
Chlorambucil
Chlordecone (Kepone)
Chlorendic acid
Chlorinated paraffin, commercial product of average carbon chain lengh C12 and average degree of chlorination 60%
Chloroform
1-(2-chloroethyl)-36cyclohexyl-1-nitrosourea (CCNU)
Chloroform
1-(2-chloroethyl)-36cyclohexyl-1-nitrosourea (CCNU)
Chloroform
4-Chloro-ortho-phenylenediamine
para-Chloro-ortho-**toluidine hydrochloride**
Chlorozotocin
Cisplatin
Coal-tar pitches
Coal-tars
Creosotes
para-Cresidine
Cycasin
Cyclophosphamide
Dacarbazine
Dantron (Chrysazin; 1,8-Dihydroxyanthraquinone)
Daunomycin
DDT
N,N'-Diacetylbenzidine
2,4-Diaminoanisole
4,4'-Diaminodiphenyl ether
2,4-Diaminotoluene
Dibenz(a,h)acidrine
Dibenz(a,j)acidrine
Dibenz(a,h)anthracene
7H-Dibenzo(c,g)carbazole
Dibenzo(a,e)pyrene
Dibenzo(a,h)pyrene
Dibenzo(a,i)pyrene
Dibenzo(a,l)pyrene
1,2-Dibromo-3-chloropropane
para-Dichlorobenzene
3,3'-Dichlorobenzidine
3,3'-Dichloro-4,4'-diaminodiphenyl ether
1,2-Dichloroethane
Dichloromethane
1,3-Dichloropropene (technical grade)
Diepoxybutane
Diesel engine exhaust particle extracts

Diesel engine exhaust, whole
Di(2-ethylhexyl)phtalate
1,2-Diethylhydrazine
Diethylstilboestrol
Diethyl sulfate
Diglycidyl resorcinol ether
Dihydrosafrole
3,3'-Dimethoxybenzidine (ortho-Dianisidine)
para-Dimethylaminoazobenzene
Trans-2-((Dimethylamino)methylamino)-5-(2-(5-nitro-2-furyl)vinyl-1,3,4-oxadiazole
3,3'-Dimethylbenzidine (ortho-Tolidine)
Dimethylcarbamoyl chloride
1,1-Dimethylhydrazine
1,2-Dimethylhydrazine
Dimethyl sulfate
1,6-Dinitropyrene
1,8-Dinitropyrene
1,4-Dioxane
Direct Black 38 (tecnical grade)
Direst Blue 6 (technical grade)
Direct Brown 95 (technical grade)
Disperse Blue 1
Epichlorohydrin
Erionite
Ethinyloestradiol
Ethyl acrylate
Ethylene dibromide
Ethylene oxide
Ethylene thiourea
Ethyl methanesulfonate
N-Ethyl-N-nitrosourea
Formaldehyde
2-(2-Formylhydrazino)-4-(5-nitro-2-furyl)thiazole
Fuel oils, residual (heavy)
Gasoline engine exhaust condensates/extracts
Glasswool
Glu-P-1 (2-Amino-6-methyldipyrido(1,2-a:3"2'-d)imizadole)
Glu-P-2 (2-Aminodipyro(1,2-a:3',2'-d(imidazole)
Glycidaldehyde
Griseofulvin
Hexachlorobenzene
Hexachlorocyclohexane (technical grade)
Alpha-Hexachlorocyclohexane
Hexamethylphosphoramide
Hexoestrol
Hydrazine
Indeno(1,2,3-cd)pyrene

IQ (2-Amino-3-methylimidazo(4,5-f)quinoline)
Iron-dextrane complex
Lasiocarpine
Lead chromates
Lead, inorganic
MeA-alpha-C(2-Amino-3-methyl-9H-pyrido(2,3-b)indole)
Medroxyprogesterone acetate
Melphalan
Merphalan
Mestranol
5-Methoxypsoralen
8-Methoxypsoralen -Methoxsalen) plus ultraviolet radiation
2-Methylaziridine
Methylazoxymethanol and its acetate
5-Methylchrysene
4,4'-Methylene bis(2-chloroaniline) (MOCA)
4,4'-Methylene bis(2-methyleniline)
4,4'-Methylenedianiline
Methyl methanesulfonate
2-Methyl-1-nitroanthraquinone (uncertain purity)
N-Methyl-N'-nitro-N-nitrosoguanidine (MNNG)
N-Methyl-N-nitrosourea
N-Methyl-N-nitrosourethane
Methylthiouracil
Metronidazole
Mineral oils, untreated and midly treated
Mirex
Mitomycin C
Monocrotaline
5-(Morpholinomethyl)-3-((5-nitrofurfurylidene)amino)-2-oxazolidinone
Nafenopin
2-Naphthylamine
Nickel hydroxides
Nickel, metallic
Nickel monoxides
Nickel sulfides, crystalline
Niridazole
Nitrilotriacetic acid and its sodium salts
5-Nitroacenaphtene
6-Nitrochrysene
Nitrofen (technical grade)
2-Nitrofluorene
1-((5-Nitrofurfurylidene)amino)-2-imidazolidinone
N-(4-(5-Nitro-2-furyl)-2-thiazolyl)acetamide
Nitrogen mustard
Nitrogen mustard N-oxide
2-Nitropropane
1-Nitropyrene

4-Nitropyrene
N-Nitrosodi-n-butylamine
N-Nitrosodiethanolamine
N-Nitrosodiethylamine
N-Nitrosodimethylamine
N-Nitrosodi-n-propylamine
3-(N-Nitrosomethylamino)propionitrile
4-(N-Nitrosomethylamino)-1-(3-pyridyl)-1-butanone (NNK)
N-Nitrosomethylethylamine
N-Nitrosomethylvinylamine
N-Nitrosomorpholine
N'-Nitrosonornicotine
N-Nitrosopyrrolidine
N-Nitrosopiperidine
N-Nitrososarcosine
Norethisterone
Norethynodrel and oestrogens
Oestradiol-17beta and esters
Oestrone
Oil orange SS
Panfuran S
Petroleum refining cracked residues derives from the refining of crude oil
Petroleum refining heavy catalytically-cracked distillates
Petroleum refining light catalytically-cracked distillates
Petroleum refining heavy-vacuum distillates
Petroleum refining light-vacuum distillates
Phenacetin
Phenazopyridine hydrochloride
Phenobarbital
Phenoxybenzamine hydrochloride
Phenyl glycidyl ether
Polybrominated biphenyls
Polychloronated biphenyls
Ponceau MX
Ponceau 3R
Potassium bromate
Procarbazine hydrochloride
Progesterone
1,3-Propane sultone
Beta-Propiolactone
Propylene oxide
Propylthiouracil
Radon and its decay products
Saccharin
Safrole
Shale-oils
Silica, crystalline
Sodium ortho-phenylphenate

Sterigmatocystin
Streptozotocin
Strontium chromate
Styrene oxide
Sulfallate
Testosterone
2,3,7,8-Tetrachlorodibenzo-para-dioxin (TCDD)
Tetrachloroethylene
Thioacetamide
4,4'-Thiodianiline
Thiotepa
Thiourea
Tobacco smoke
Toluene Diisocyanates
ortho-Toluidine
Toxaphene (Polychlorinated camphenes)
Trichlormethine (Trismustine hydrochloride)
2,4,6-Trichlorophenol
Tris(2,3-dibromopropyl)phosphate
Trp-P-1 (3-Amino-1,4-dimethyl-5H-pyrido(4,3-b)indole)
Trp-P-2 (3-Amino-1-methyl-5H-pyrido(4,3-b)indole)
Trypan blue
Uracil mustard
Vinyl bromide
Vinyl chloride
Zinc chromates

Les produits figurant en caractères gras sont ceux pour lesquels les données sont valables pour l'homme.

PRODUITS CANCERIGENES POUR L'HOMME
EVALUATIONS GENERALES
Overall evaluations of carcinogenicity to humans

Group 1 - Carcinogenic to humans
Aflatoxins
4-Aminobiphenyl
Arsenic and arsenic coupounds *(1)*
Asbestos
Azathioprine
Benzene
Benzidine
N,N-bis(2-cloroethyl)-2-naphthylamine (Chlornaphazine)
Bis(chloromethyl)ether and chloromethyl methyl ether (technical grade)
1,4-Butanediol dimethanesulfonate (Myleran)
Chlorambucil
1-(2-Chloroethyl)-3-(4-methylcycloethyl)-1-nitrosourea (Methyl-CCNU)
Chromium(VI) compounds
Ciclosporin
Cyclophosphamide
Diethylstilboestrol
Erionite
Melphalan
8-Methoxypsoralen (Methoxsalen) plus ultraviolet radiation
MOPP and other combined chemotherapy including alkylating agents
Mastard gas (sulfur mustard)
2-Naphthylamine
Nickel compounds
Oestrogen replacement therapy
Oestrogens, nonsteroidal *(1)*
Oestrogens, steroidal *(1)*
Oral contraceptives, combined *(2)*
Oral contraceptives, sequential
Radon and its decay products
Talc containing asbestiform fibres
Thiotepa
Treosulphan
Vinyl chloride

Group 1 (contd)

Mixtures

Alcoholic beverages
Analgesic mixtures containing phenacetin
Betel quid with tobacco
Coal-tar pitches
Coal-tars

Mineral oils, untreated and midly treated
Shale-oils
Soots
Tobacco products, smokeless
Tobacco smoke

Exposure circumstances

Aluminium production
Auramine, manufacture of
Boot and shoe manufacture and repair
Coal gasification
Coke production
Furniture and cabinet making
Iron and steel founding
Isopropyl alcohol manufacture (strong-acid process)
Magenta, manufacture of
Painetr (occupational exposure as a)
Rubber industry
Underground haematite mining with exposure to radon

(1) - This evaluation applies to the group of chemicals as a whole and not necessarily to all individual chemicals within the group.
(2) - There is also conclusive evidence that these agents have a protective effect against cancers of the ovary and endometrium.

Documents communiqués par
INTERNATIONAL AGENCY FOR RESEARCH ON CANCER
Centre International de Recherche sur le Cancer
et publiés par l'auteur avec leur aimable autorisation

TABLE DES MATIERES

Cet ouvrage a été réalisé sur
SYSTÈME CAMERON
par la Société Nouvelle Firmin-Didot
Mesnil-sur-l'Estrée
pour la Société Arys/Éditions Encre
8, rue Darwin 75018 PARIS
en janvier 1990

ENCRE

Imprimé en France
Dépôt légal : janvier 1990
N° d'édition : 18 – N° d'impression : 13920
ISBN : 2-7337-70-32-2